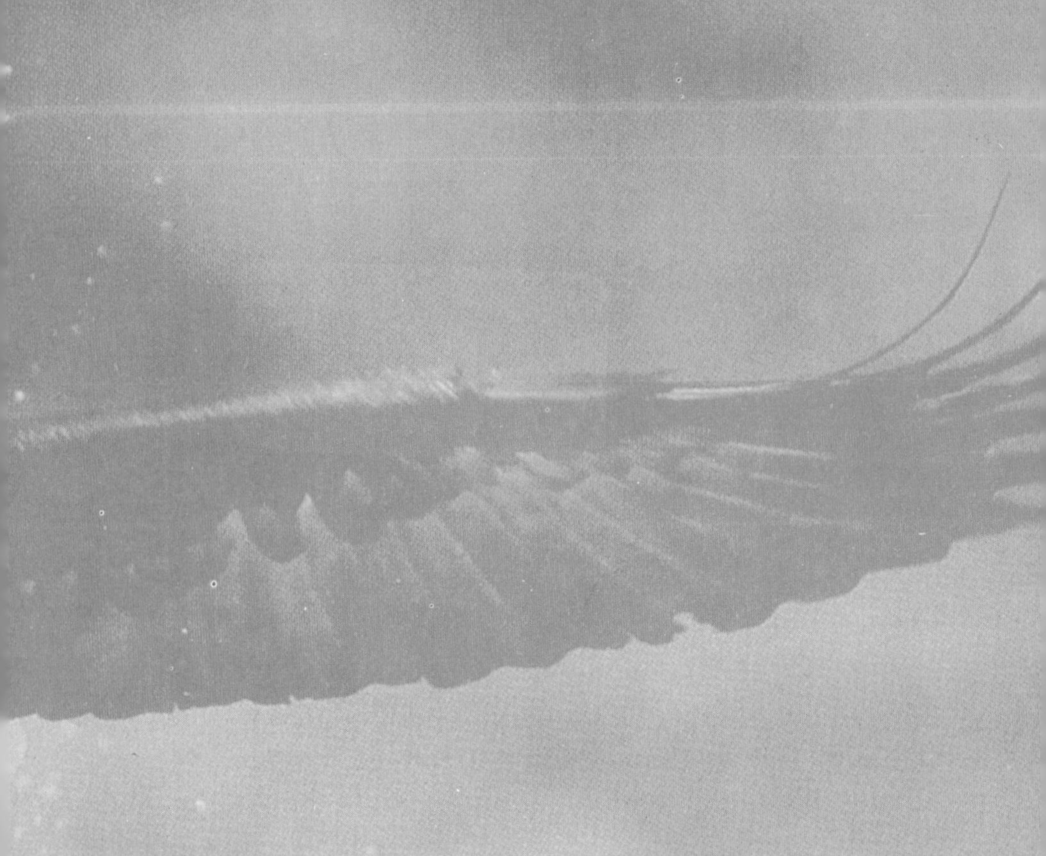

大展好書　好書大展

大展好書 好書大展

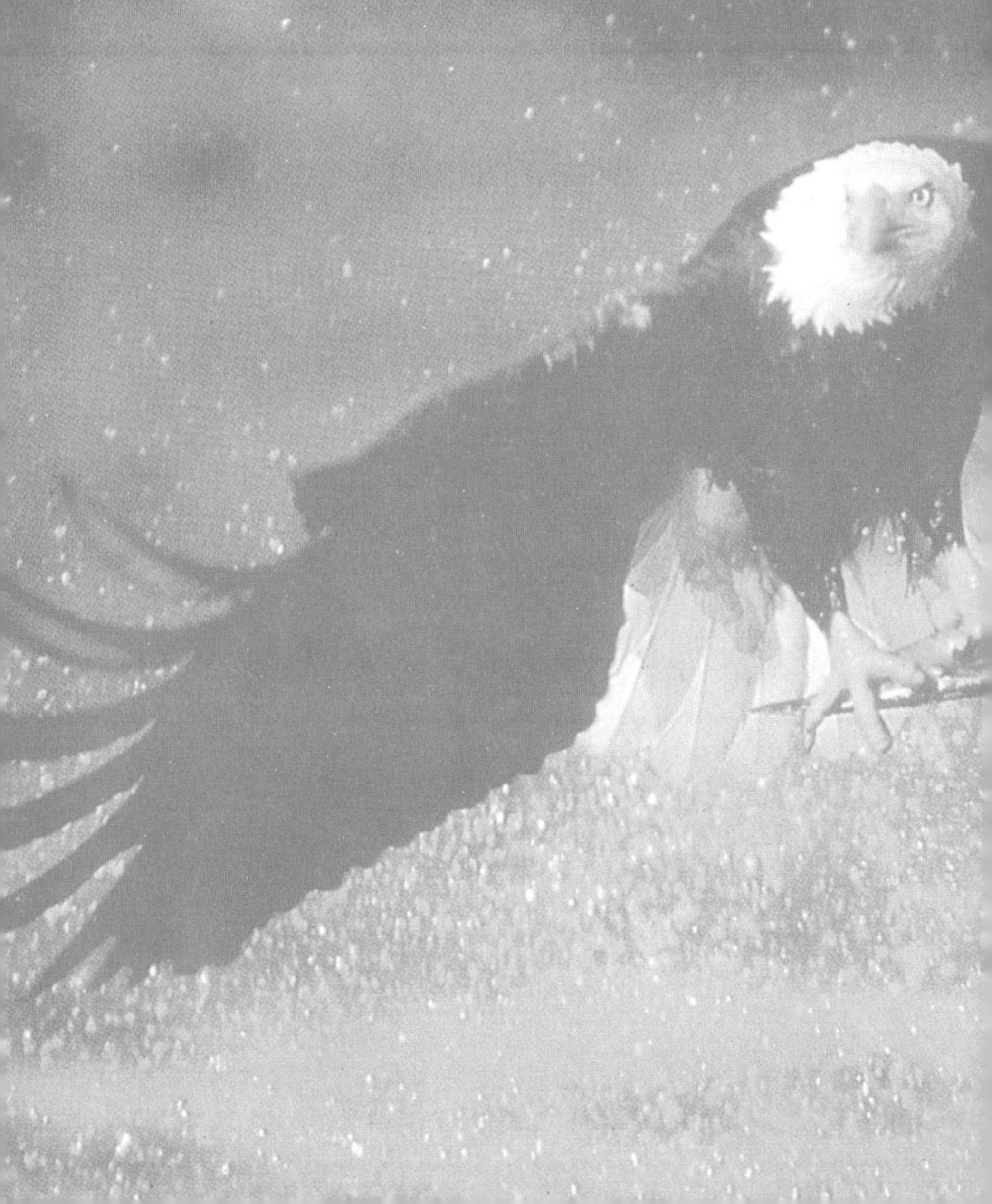

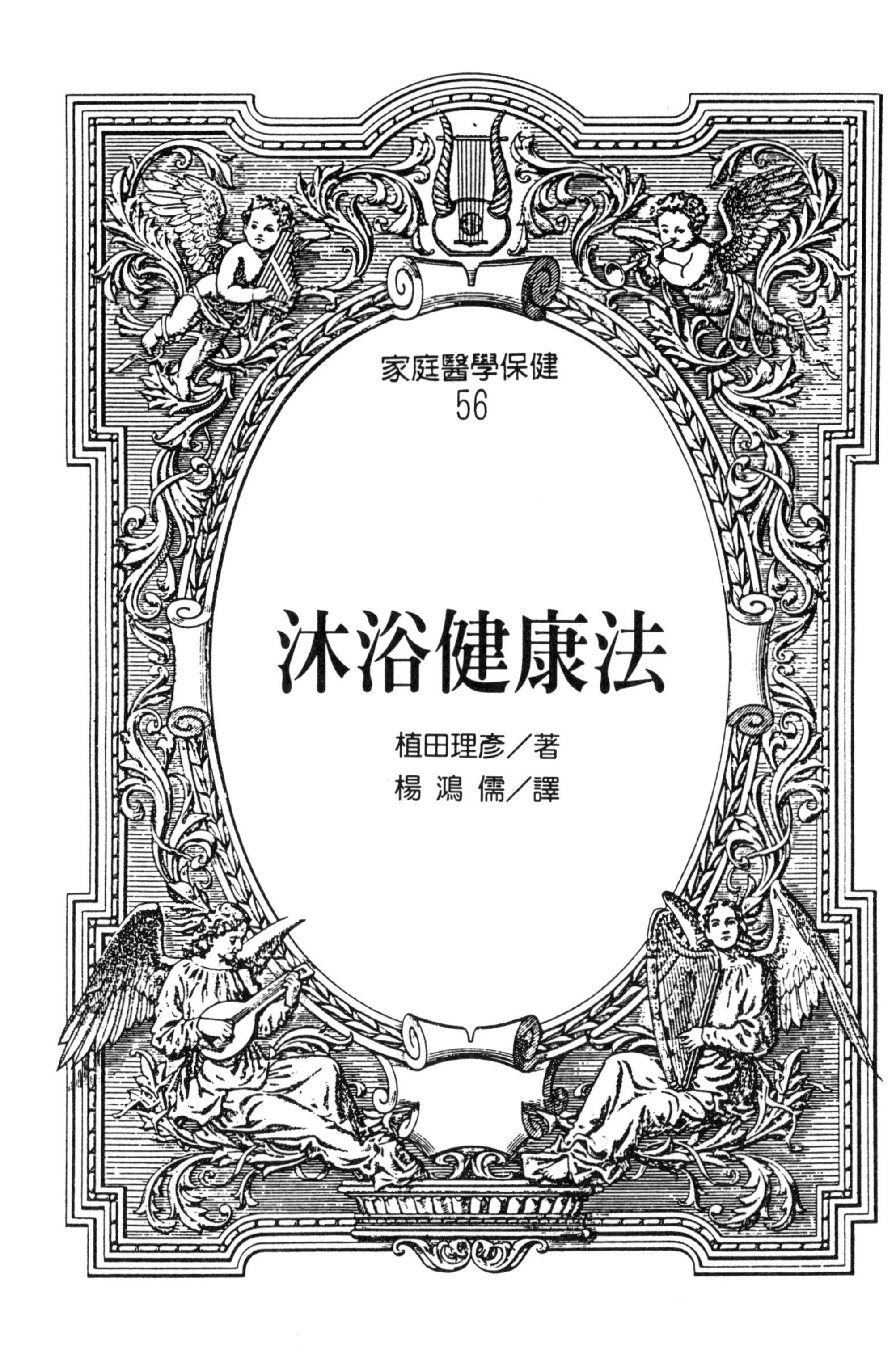
家庭醫學保健
56

沐浴健康法

植田理彥／著
楊 鴻 儒／譯

前　言

近年來掀起一股所謂「健康熱潮」，令人耳目一新，人們如此關心自己的健康，可謂前所未有。這股熱潮的根源是高度經濟成長所帶來的物質上的富裕，由此使心理上也出現餘裕所致。

有關健康熱潮，首先被提出來的課題是飲食生活，譬如吃什麼食物有益健康，或是多吃什麼食物較不易罹患癌症等，從科學或統計上的觀點，來解明飲食生活與健康息息相關。而且，近來傾向攝取多量的動物性蛋白質或脂肪的歐美型飲食生活，被視為最易致癌以及引起高脂血症、糖尿病，因此，近來開始重新評估傳統的「健康和食」。

其他的課題諸如運動、休閒活動等，也從科學、醫學上的觀點重新認識，適合身體狀況或年齡的運動、體操等紛紛出籠。每逢假日，公園等處均可見到高齡者團體打太極拳的光景，讓人感受到在物質富裕下，也開始尋求精神上的富裕。

在這股健康熱潮中，出人意外未被提出的課題就是「沐浴」。也許在大家的想法裏，沐浴是日常生活中再自然不過的例行工作，即使不特別留意，也不致影響到健康。

可是如果從醫學的角度來看，它可謂相當深奧的課題；舉例來說，對暴露在社會各種壓力的現代人來說，有效的沐浴方法能排除累積的壓力或一天的疲勞；此外，也有針對患有慢性成人病的人，所設計出來的適合各種疾病種類的沐浴法。

儘管如此，大多數人依然一年到頭實施「蜻蜓點水式沐浴」，或是忍受泡很燙的澡，更或逼孩子「泡過肩膀的高度，數一百下再出來」等等錯誤的沐浴方法。

提到錯誤的沐浴方法，舉出一則軼事供各位參考。文豪夏目漱石有一段時間罹患胃潰瘍，為求早日恢復健康，在病後的恢復期轉往伊豆的修善寺溫泉療養，在此一天泡澡三、四次。可是這種方法反倒使潰瘍惡化，加上又喝酒，結果引起大量吐血，以致曾經在生死邊緣徘徊。就算不是在溫泉而在自己家裏的浴缸，這種沐浴方法的結果也是一樣的。

一知半解、不清楚正確的方法，正是這種沐浴方法的課題，因為只要了解正確的方法，譬如泡澡時配合伸展體操，不僅可治療慢性腰痛、肩痛或是緩和網球肘的疼痛，也可治療慢性便秘或痔瘡。從這種意味而言，所謂的沐浴法可謂以往多數健康法的一個盲點。

因為對沒病的一般的人來說，沐浴是每天的例行工作，正因如此，所以若是了解正確的沐浴法，必能獲得絕大的效果。各位不妨利用本書，學習快樂的「沐浴健康法」，讓你自己與家人過得更健康。

植田理彥

目錄

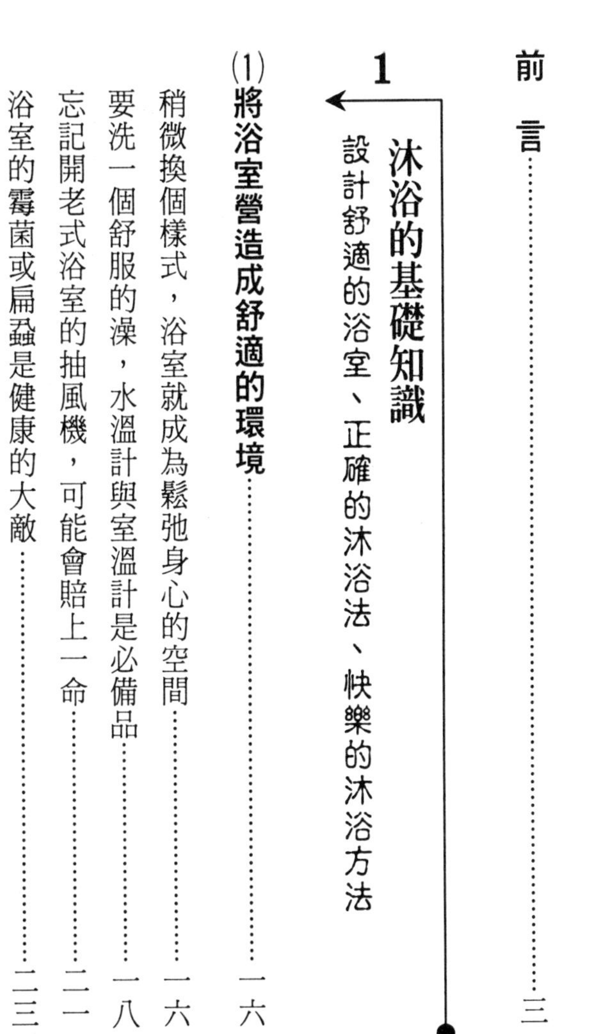

(3)享受泡澡之樂的方法……………………………一〇六

2 目的別沐浴健康法

沐浴可美容、減肥，對健康也有益

溫泉沐浴法

1 沐浴的基礎知識

設計舒適的浴室、正確的沐浴法、快樂的沐浴方法

(1) 將浴室營造成舒適的環境

稍微換個樣式，浴室就成為鬆弛身心的空間

如果為了健康活用沐浴，此時浴室的舒適性就顯得格外重要，因為今後的沐浴將不再只是清洗身體，使身體暖和的目的而已。

若想充分鬆弛身心，在泡澡的同時，不妨聽聽音樂、看書，或是做些輕微的運動，把浴室做為鍛鍊身體的場所。

為此，花較長的時間是必要的，為了度過這段時間，當然儘可能要讓空間合自己意才行。假使牆壁長霉或是磁磚脫落、油漆剝落，怎可能讓人感到舒適呢？

所以，不妨重新評估一下自家的浴室，大膽更換樣式，譬如重新漆上明亮的淡藍色或粉紅色、乳白色等暖色系，或是貼上圖案新穎的壁紙（防水），掛上自己精挑細選的窗簾等等。

照明如果太亮，會讓人感到焦慮，因此稍暗較好，但如果要看書就不能太暗，否則會傷眼，總之，亮度適中即可；此外，電燈泡又比日光燈的光線柔和，氣氛也感覺較為沈穩。

此外，不同的擺設也會令人有不一樣的心情。譬如放置或吊掛觀葉植物，感覺就不同，現在已有在浴室等場所也能長大的熱帶觀葉植物，如果買不到這種植物，使用塑膠製的也無妨。

另外可在置物架上放置攜帶型的電視、收音機、CD唱機等，如此就可一邊泡澡、一邊享受音樂，度過快樂的二、三十分鐘。可用大型、質軟的透明塑膠袋包住音響產品，就不必擔心會因濕氣而故障，如果是操作簡單的機型，即使手濕濕的，也可隔著塑膠袋操作，目前市面上有出售防水收音機，但也不能一直放在浴室，使用後必須以乾布擦拭保養，所以仍然有點麻煩。

在牆上掛自己喜歡的畫或照片，也是不錯的點子。譬如可選擇彷彿眺望窗外遼闊、碧藍的地中海，或是描繪法國南部景色等風景畫，過去公共澡堂通常會掛描繪富士山與三保松林的風景畫，尤其是描繪大海的風景畫，予人一種心曠神怡的感覺，非常吻合沐浴時的心情。

某人體工學研究員曾說過，日本人原就喜歡在浴室慢慢泡澡，獨自思考問題，要不就去公共澡堂，和他人閒話家常。喜歡泡澡的人可說是「性情中人」，在泡澡的同時，會打開窗戶欣賞月光，心血來潮時還會哼唱歌曲。不過，西式浴室卻是源自於清洗身體的構想，人在這個空間裏純粹是清洗身體的一個個體而已，因此，即使沒有窗戶也無所謂。

我們雖從西方吸取不少優異的文化，但有關浴室這點，還是有必要重估日本的傳統文化。

要洗一個舒服的澡，水溫計與室溫計是必備品

夏季最常聽到的對話不外乎是：

「午安，今天好熱啊！」

「可不是，每天都這麼熱，真讓人受不了！」

大家可能認為任何人對溫度的感覺都差不多，但其實大錯特錯，因為同一個人，在充滿活力的十七歲左右和七十歲以後，對攝氏五度氣溫的感覺就有出

入。

此外，同樣年紀，日本人與歐美人對溫度的感覺，也有一些差異。就拿浴缸的水溫來說，四十二度在日本人是不太燙的溫度，較能泡個舒服的澡；可是多數歐美人卻覺得太燙，泡不下去。

這麼說來，究竟什麼溫度才是剛剛好適合泡澡呢？由於牽涉個人的喜好，故不能一概而論，不過三十八～四十二度算是大致的基準。如果要符合個人的適溫，僅將手伸進水中去「感覺」，並不正確。因為手伸進熱水中，認為剛剛好的溫度，實際進入浴缸泡時，會感覺太燙。

這是因為手的皮膚習慣外界的刺激，和經常被衣服保護的身體部分皮膚，對熱的感覺程度當然不同。

若正好用冷水洗東西同時把手伸進熱水中，也會感覺比較燙，而其實並沒有那麼燙，只因手剛接觸過冷水，即使是溫水也會相對感覺燙。此外，如果是人口多的家庭，小孩和老年人的沐浴溫度，也應該和年輕人稍微不同。

因此，沐浴健康法的第一步，就是準備如同每家都有一個體溫計一樣的測量水溫的溫度計。最近出現飄浮型的水溫計，並附帶計時裝置，但不一定非買這種款式，單純的水溫計即可，價錢也便宜得多，在使用這種水溫計時，必須注意不要放進正在加熱中的浴盆，因為高溫會使它破裂，以致玻璃碎片或水銀散落浴盆中，可能會被割傷。

也需要室溫計，因為冬天時先把浴室加溫到二十二度以上，才不會因怕冷而不想沐浴。日本房子的浴室大多位於北側，所以冬天會特別寒冷，原本想洗個熱水澡，可是在脫掉衣服進入冷颼颼的浴室或踩在冰涼的地磚上時，不僅讓人為之瑟縮，對心臟也有不良影響，特別是有高血壓或心臟病等成人病的人或老年人，容易發生意外。

因此，最好不要有「實在太冷，想立刻泡在熱水裏面」的想法，因為在急急忙忙之中，尤其年紀大的人，可能一不小心就滑倒而骨折，躺在床上不能動彈，更糟的是萬一家人發現得晚，可能凍到而感冒，甚至引起肺炎。所以，最好事先把浴室的溫度加溫到二十二度以上，以蓮蓬頭沖熱水到地磚上，就可預防嚴重意外。

而且如果浴室溫度低，孩子也會怕冷而討厭洗澡。因此，可以在浴室內掛個室溫計。

忘記開老式浴室的抽風機，可能會賠上一命

雖說有必要把浴室重新佈置成令人感到舒適的空間，但在此之前，不能省略考慮的是抽風的問題。

目前一般家庭的浴室形態各不相同。如果是大型的公寓或平房，熱水器等燒水系統的吸氣口與排氣口，通常都連接到室外，因此浴室內不會儲存一氧化碳等有毒氣體。

可是如果是小型住宅或老舊的公寓，熱水器可能還裝設在浴室內，在北部地方，更留有燒煤炭或木柴的鍋爐式浴缸的形式，在這種情形下，因鍋爐的結構與浴室的位置關係，可能會在浴室內產生燃燒氣體，這就有必要設置窗戶或抽風機來通風。

此時，不僅在燒熱水時要抽風，燒完水後最好先抽風一會兒再關上窗戶或抽風機，如果是冬天，浴室的溫度很低，可取下浴缸的蓋子，以水的蒸氣加溫浴室，或是在地磚上灑熱水加溫。

此外，如果在泡澡覺得水不夠熱，想加熱時，一定要開窗或是打開抽風機，事實上，就有人因忘記做這個動作，而差一點賠上一命。

一位住在東京，任職證券公司的女性，離開家鄉，來到東京謀生，獨居在一間小公寓，這兒的浴室是燒瓦斯的浴缸，形式稍微老舊，浴缸側面有一個如瓦楞紙箱大小的鍋爐，而其上方有一個直徑十公分左右的煙囪伸出窗戶外。

儘管有煙囪，但在燒熱水時，燃燒氣體也不會全部經由煙囪流到室外，一部分會從煙囪口的側面外洩，而充滿整個浴室，因此，房東再三提醒她「燒第一次水或再加熱時，一定要打開窗戶」，而且瓦斯公司的人來檢查時，也特別在牆上貼警告標示。

某天因參加朋友的歡送會，喝醉晚歸的她，想洗個熱水澡，但因水不夠熱而想加熱，結果忘記開窗，加上因為微醺以及泡得很舒服，不知不覺就睡在浴缸中。

不久聽到敲玻璃窗的聲音而醒來時，才感到呼吸困難、噁心，趕緊打開窗戶，一看是住在隔壁的房東，他心想怎麼半夜還有燒熱水的聲音，跑過來看看。如果房東警覺性不夠，沒來察看的話，她可能就中毒死亡，真是危險啊！

在火災現場喪命的人，多半是吸入過多的有毒氣體，氣體因為眼睛看不到，特別是一氧化碳或二氧化碳等更沒有氣味，所以非常可怕。因此，在燒熱水時，一定要留意抽風。

但如果不燒熱水，就不需抽風，因為這樣會使浴室內變冷，反而想泡更燙的水。

浴室的霉菌或扁蝨是健康的大敵

同一幢房子，因房間的位置有的向南、有的向北，因此溫度也不同，當然濕度也不一定。家中濕氣最重的地方首推浴室，其次是廚房或倉庫、鞋櫃、衣櫃等，這些地方最易繁殖霉菌或扁蝨，嚴重影響到我們的健康。

所謂濕氣，和表示空氣中水分含量的濕度是同樣的意思，一般而言，濕度四〇～六〇％是最舒適的環境，如果氣溫高、濕度高，就會悶熱而令人不舒服，亦即所謂舒適度低的狀態。

因為濕度高時，調節體溫的排汗會不順暢，使熱留在體內，如果狀態嚴重

溫泉沐浴法① 溫泉所含的成分

市面上出售的能在家中浴室享受溫泉感覺的沐浴劑，相當受到歡迎。洗一般自來水和溫泉不同，這是因為溫泉所含的成分，那麼對治病有益的溫泉水，到底含有那些成分呢？

食鹽泉含有食鹽，泡這種溫泉後，身體可長時間保溫，因而被稱為「溫湯」「熱湯」。鹽分低的食鹽泉，適合老年人，故被廣泛利用在病後的回復、肌肉痛、關節痛等方面。

重碳酸鈉泉含有重碳酸鈉，這種成分能使皮膚表面柔軟，因而對皮膚病有效，對燙傷、割傷也有效；除此之外，也能使皮膚嫩滑，故有「美人湯」之喻。它和食鹽泉相反，被稱為「冷湯」，這是因為從皮膚發散水分，讓人有股清涼感所致。

最常被稱為「腦中風湯」的是硫酸鹽泉，尤其是鎂硫酸鹽泉在日本相當罕見，故有名湯之喻。

被稱為「泡湯」、「鐵砲水」的溫泉，含有二氧化碳，雖然多半溫度低，但有促進血液循環的效果，所以，洗後會感到暖和。由於不會為心臟帶來負擔而促進血流，降低血壓，因此，在歐洲稱為「心臟湯」。

有一股臭味的溫泉是硫黃泉，銀製品如果碰到臭蛋味般的硫黃會變黑。它和二氧化碳溫泉一樣，可促進血流、擴張心臟的動脈，因此也被用於「心臟湯」。對慢性皮膚病有效，也可促進腸的蠕動、解決便秘，此外，對糖尿病也有幫助。可是因為刺激大，不適合老年人或體弱、皮膚易敏感的人，這是它的缺點。

含有鐳、氡、鈺等放射性物質的溫泉，以放射能泉聞名，被喻為「痛風湯」，對治療神經痛、風濕症、自律神經過敏狀態等有效。

依所含的成分，溫泉的效果也不一樣，因此，若只是慕名前去，卻無助改善自己的病時，就算洗了也沒用。溫泉和藥一樣，應該先確認其效能，再加以使用。

時，可能會導致中暑。尤其是在梅雨季節，年齡大的人抵抗力弱，可能會引起呼吸困難，因此非注意不可。

有時雖然氣溫高，但如果濕度低，就會令人感到爽快，但同樣的氣溫，如果濕度高，就會令人難過，這麼說來，濕度低就好嗎？也未必。舉例來說，長久持續濕度四〇%以下的乾燥狀態時，引起流行性感冒或是呼吸系統粘膜受傷的人也會增加，此外，杉木花粉等過敏原的飛散也會成為問題。

健康而抵抗力強的人，濕度不會對身體帶來太大影響，最多是感到不舒適的程度而已，問題在於濕氣所帶來的弊害。當室溫在二十五度以上，濕度在七十五%以上時，是繁殖霉菌或扁蝨、細菌的最佳條件，而這正是造成過敏性氣喘病或特異性症狀、鼻炎、甚至食物中毒的原因。

其解決對策就是把房間變成不發生霉菌或扁蝨的狀態，立即儘量改善通風，並留意除濕。

在使用完浴室後，儘可能打開門窗，並開抽風機，促進通風，如果浴室沒有窗戶，就以乾布擦乾附在牆上的水滴，如此牆壁就不會長霉。

此外，地磚的接縫長出黑色霉菌時，可把洗衣用的漂白劑稀釋成約一〇〇倍的溶液，用棉棒或舊牙刷來刷洗，過一會兒再用水沖，就會恢復潔白，又能達到殺菌的效果。如果要使用去霉劑，必須仔細閱讀使用說明，並注意抽風。但不要使用去污粉用力刷，這樣會傷到接縫。

目前市面有出售接縫專用的材料，塗上可防止長霉，加上顏色繁多，不妨加以利用來改變浴室的氣氛，或許會出現另一番視覺效果。

此外，地磚或浴室用防滑墊，也要經常用清潔劑清洗，除去附著在上面的黏垢，不妨用洗完澡的熱水沖洗。因為如果不清除這種黏垢，久而久之會產生臭味。

至於浴室內的各種道具、腳墊，也要每天晾乾，放置洗髮精、潤髮乳等的盒子、洗臉盆、小板凳等，也要隨時保持乾燥、清潔，注意不要長霉。

近來住宅的結構改變，比過去更具密閉性，因此更須格外留意。

留意比想像來得多的浴室意外

某人家因浴室貼地磚，冬天很冰涼，每次洗澡前都要用溫水加溫，感到太麻煩，於是購買木製踏板使用。最初情況似乎不錯，但不久即將它丟掉了。

為什麼呢？因為踏板的太小和浴室地板的寬度不一致，以致某次丈夫踏上去時，整個人向旁邊滑倒，撞到牆壁，傷到肩部。幸好未引起嚴重事故，如果撞到頭部，那就糟了。

常有高齡者在浴室發生意外，諸如滑倒、骨折、突然體力衰退，以致躺在床上不能動彈。因此，浴室要以安全第一為優先考量。

譬如要在地磚上鋪木製踏板時，必須使二者之間沒有空隙，不能移動才行，也可購買市面出售現成的樹脂加工或吸盤式的止滑墊。浴缸底部亦同。

住過飯店的人一定知道，多數飯店的浴缸底部都有止滑條，此外也有扶手，以便在浴缸起身時確保安全。此外，浴缸的四個角或洗臉台的角也都是弧形設計，這是以防萬一滑倒，碰撞身體某一部分時，儘量減低傷害。

這種顧慮是出自於所謂「人難保什麼時候會滑倒」的認識，可謂一種人體工學。可是平時很少有這種經驗的我們，很容易忘記這些。

請各位再一次從「在浴室滑倒」的視點，重估浴室的安全性。譬如滑倒時撞到浴室的鏡子而破裂時，就可能受不輕的傷。因為在這種情形下，通常沒有危險的東西，也可能變成意想不到的危險物品，因此，請特別留意玻璃類或金屬類的物品！

大理石或不鏽鋼製浴缸，熱水容易冷卻

作家十返舍一九在其『東海道中膝栗毛』中，有描述小田原旅店內五右衛門浴缸的一段故事，令人捧腹大笑。這種浴缸的設計是在大圓桶的下方有鐵鍋，使用時必須踩住下沈的浮蓋來洗澡，可是不知情的北八（人名）卻取走蓋子，結果被燙傷。

另一個人彌次，則是被人捉弄穿著木屐進入浴缸，結果把底部踩破引起一陣騷動。這種在浴缸泡澡的形式，據說是從豐臣秀吉時代才有的，是他在出兵攻打朝鮮時，所想出來的在戰場簡便的沐浴方法。

以往所謂的洗澡，並非泡熱水，而是以蒸氣來蒸，可謂蒸氣浴，它是源自於瀨戶內海地方的石浴。就是周圍以岩石圍成一圈，在石室內部燃燒羊齒葉或小樹枝，燒完後把灰塵掃出來，在地面鋪上草蓆來蒸煮海水，然後，人再進入

石室。

此外，也有使用熱水的沐浴方法。就是鐵鍋燒熱水，把所謂湯屋的小房間變成蒸氣浴的狀態，在其中用勺子舀熱水沖身體。這種湯屋主要設在寺院內，用來做為所謂「施浴」慈善事業之一環。

江戶時代的浮世繪等，經常描繪那種出入口很小的浴室，在這種稱為櫥櫃浴室之中，可一起做蒸氣浴或熱水浴，將這種傳統的浴室結合湯屋而成的就是現在的形式。

現代的日本浴室多半是純和式與西式的折衷類型。古來的純和式木製浴盆狹窄、很拘束，西式對喜歡泡過肩部的日本人來說，又不太習慣，因此才設計出既可泡過肩部的深度，又能伸直腿的長度的浴缸。

浴缸的素材種類繁多，有不鏽鋼、FRP塑鋼、烤搪瓷、鐵製搪瓷、大理石，以及傳統檜木。

並沒有那一種素材對健康較好，以大理石或不鏽鋼等來說，清洗保養雖較為簡單，但冬天時熱水容易冷卻，而且素材本身也讓人感覺冰涼，所以有些人不太喜歡。

檜木製的清洗雖較為麻煩，但保溫性佳，本身也有能讓人情緒穩定的香味，是對身體溫和的素材。此外，殺菌作用也強、乾淨，只要平時保養得好，也不會腐蝕或變色。

這種檜木，並非使用一般生木製成的，而是挑選樹齡二千年以上、自己倒下達百年以上的乾燥木材，因此價格也高，屬於浴缸中的高級品，京都有些旅館便是使用樹齡超過四千年的古老檜木浴缸。

FRP製的浴缸最為廣泛，目前大概最為常見，因為其保溫佳、觸感好、價格也合理。

每天換水較有益健康

原則上，浴缸中的水每天更換，這樣比較衛生，但如果是一人獨居，不覺得怎麼樣，而且身上較不出油的人，二天換一次也無妨。

假使超過三天以上，就算不會繁殖病菌，也會出現各種雜菌，因此最好避免，況且浴缸底部會積水垢而黏滑。

如果家庭成員多時，就一定要每天換水，因為每個人的身體會溶出汗液、油脂、廢物、污垢等，水相當髒，所以每天可用這種水來洗衣服。

此外，浴缸也要每天清洗，最好趁剛放掉水時清洗，較容易洗去，用海綿沾清潔劑，輕輕刷洗，水垢就能輕鬆除去。

如果想在泡澡後立即上床睡覺，翌日再洗也無妨。因為這也算是運動，多活動身體對健康絕對有益。清洗之後，再用熱水沖一遍，然後打開浴室的窗戶、抽風機充分通風、保持乾燥。

儘管如此，浴缸內側在一段時間後，仍然會附著水垢，這就較難洗去，可以用沾有清潔劑的衛生紙貼在污垢處一晚，第二天就能輕鬆除去。

提到浴缸的清洗、保養，順便談談搪瓷製浴缸，這種浴缸如果出現裂縫，就容易生鏽，此時塗上透明指甲油就能防鏽。

如果浴缸是側面設有鍋爐的形式，必須定期使用專門的清潔劑，清洗管子的內部，因為長久下來此處會附著相當的水垢或污垢。

最近出現二十四小時澡堂的便利設施，但基本上，如果水儲存太久，容器內部就會附著水垢，若家裏是有循環裝置的浴缸，另當別論，否則就要每天換水，除了保持清潔外，對健康也好。

「菖蒲湯、柚子湯」等植物湯，最適合美容與健康

現在街上的公共澡堂也提供植物湯。五月五日端午節，在浴缸內放菖蒲葉或根，冬至那天放柚子，是由來已久的風俗習慣。

據說菖蒲湯的起源可溯自紀元前的中國，在日本則是源自於十世紀中，由天皇的御醫提議天皇的一種健康法。到了近世之後，廣為民間採用，因為傳說菖蒲可驅邪，而且菖蒲的發音和尚武（武藝）相同，因此每逢端午節（在日本是男孩節），男孩就要洗這種澡。

那麼冬至那天為何要泡柚子澡呢？因為冬至的發音和湯浴（泡溫泉治病之意）相同，洗這種澡可以保持身體健康。事實上在泡柚子湯時，皮膚會因柚子的精油成分而滋潤，而且這種粘液性或酸性成分刺激身體，可促進血液循環，對凍傷、裂傷也有效，加上氣味芳香，令人感到舒爽。

探究先人的智慧時，會發現其實相當合理，畢竟是長久經驗所孕育出來的

智慧，因而也可活用在現代。

一般而言，所謂的植物湯，是植物中的精油溶在水中，有滋潤皮膚、使心情放鬆的效果，而且油膜附著在身體的狀態，故洗完也是有保溫效果，加上香味能讓人感到舒爽。有關其所含的成分，迄今尚未解明，但似乎有防止皮膚發炎的效果。

近來在美容院等頗受歡迎的芳香療法，也是源自於先人的智慧。這種芳香療法是將具有鎮靜神經效果的芳香藥草放進美容機器，以蒸氣蒸出香味，來緩和壓力，幫助入睡，消除身心的疲勞、恢復精神。因此，格外受到從事花腦筋工作的人，以及累積日常壓力的人的歡迎。

當然也不一定花大錢到美容院做，利用身邊的植物、在自己家裏享受植物湯，也能達到同樣效果，各位不妨試試。

除利用植物的花、葉、根、莖之外，也可利用中藥材，但基本上選擇自己或家人喜歡的芳香植物。譬如橘子、柚子、檸檬等柚橘類或菖蒲，是一般人偏愛的香味，不過柑橘類酸性較強，有人體質不適合，會感到刺痛，如果是這樣，最好避免。

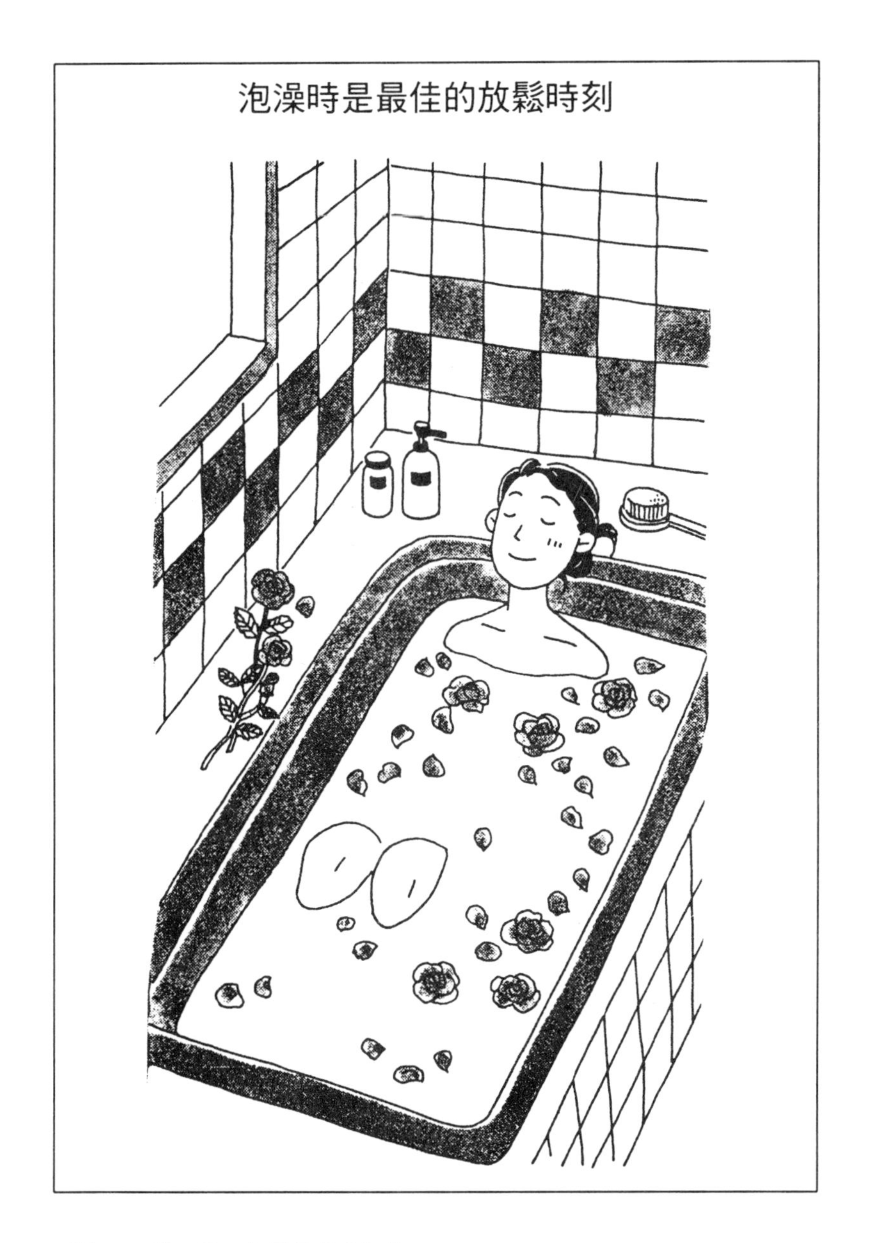
泡澡時是最佳的放鬆時刻

此外，杉葉雖然也有香味，但患有花粉症的人就不能使用，有些人對漆樹會過敏，所以要注意，只要是對植物會過敏的人，選擇時都要格外小心。

有人建議使用大蒜、蔥、辣椒等，對身體也有益處，但我認為這些刺激太強，又有特殊的臭味，因此我不鼓勵使用。因為泡澡的目的最主要是使心情愉快，何苦忍受臭味呢？

可以把玫瑰或梅花等花瓣灑在水中飄浮，也會散發出一股怡人的香味，讓人有種豪華的感覺；此外，瑞香、銀桂、梔子、菊花等也可以。

如果是柑橘或蘋果等水果，可將皮剝下來陰乾，或是不陰乾切成小塊，裝入紗布袋或白絲襪中，放入浴缸，最好不要使用褐色絲襪，那會顯得髒髒的。

泡這種植物湯時，水溫保持在四十度，泡的時間以十～十五分鐘為宜，注意不要泡到手指起皺或出汗的程度。

使用四季的草本植物，在家也能簡單實施芳香療法

工作繁忙的都會人，平時沒有太多機會接觸大自然，不妨偶爾利用假日，

到郊外踏青，享受一下森林浴，使身心得以紓解。這是樹木所散發的所謂Fitontsid化學物質，為人帶來影響所致。

使用季節性草本植物，在家泡植物湯，也能獲得同樣的效果，對緩和神經痛、風濕症狀，也有具體的效果。所以芳香療法在家也能簡單實施。

因為接近四季的草本植物，能感受到不同的季節感，令人身心舒暢。

以下略微介紹包括藥湯在內，各季節不同的日本傳統植物湯。

〔春〕

・**梅湯**……一種是把花瓣撒在水中飄浮，另一種是把嫩葉切碎，放入浴缸等二種方法。嫩葉有抑菌作用，對腳癬或頑癬有效。

・**桃花湯、櫻湯**……把花瓣撒在水中飄浮。會散發出淡淡清香，而且花色美麗，令人舒服。桃葉對痱子有效。

・**柳湯**……把柳枝或柳葉陰乾，切成適當長度，抓二把（約五十～七十公克）裝入布袋，放入浴缸。因成分中含有香油，故對神經痛或風濕症、痱子有效。

・**玫瑰湯**……把花瓣撒在水中飄浮。會發出一股香味，但注意水溫不要太熱，否則花瓣會變色。

〔初夏〕

・**菖蒲湯**……除了葉子外，根洗淨也可使用。可單獨放入浴缸，或搭配艾草葉一起放入，效果更高。對消除疲勞或虛冷症、皮膚病、挫傷（患部開始發熱時，先加以冷卻，待穩定之後再泡）、神經痛等有效。

・**蕺菜湯**……整棵草放入浴缸，或是燉煮乾燥的蕺菜，將熬出來的湯汁倒入浴缸。對青春痘或疹子有效。

・**金銀花湯**……使用燉煮花與葉的湯汁。對低血壓、腰痛、瘀青、關節痛等有效。

〔夏〕

・**杉葉湯**……把生葉裝入布袋，放入浴缸。能使外傷早日痊癒，防止形成瘡疤。此外也能保養皮膚，但容易過敏的人要注意。

・**無花果湯**……使用生的或曬乾的葉子均可。對神經痛、風濕症、痔瘡有效。

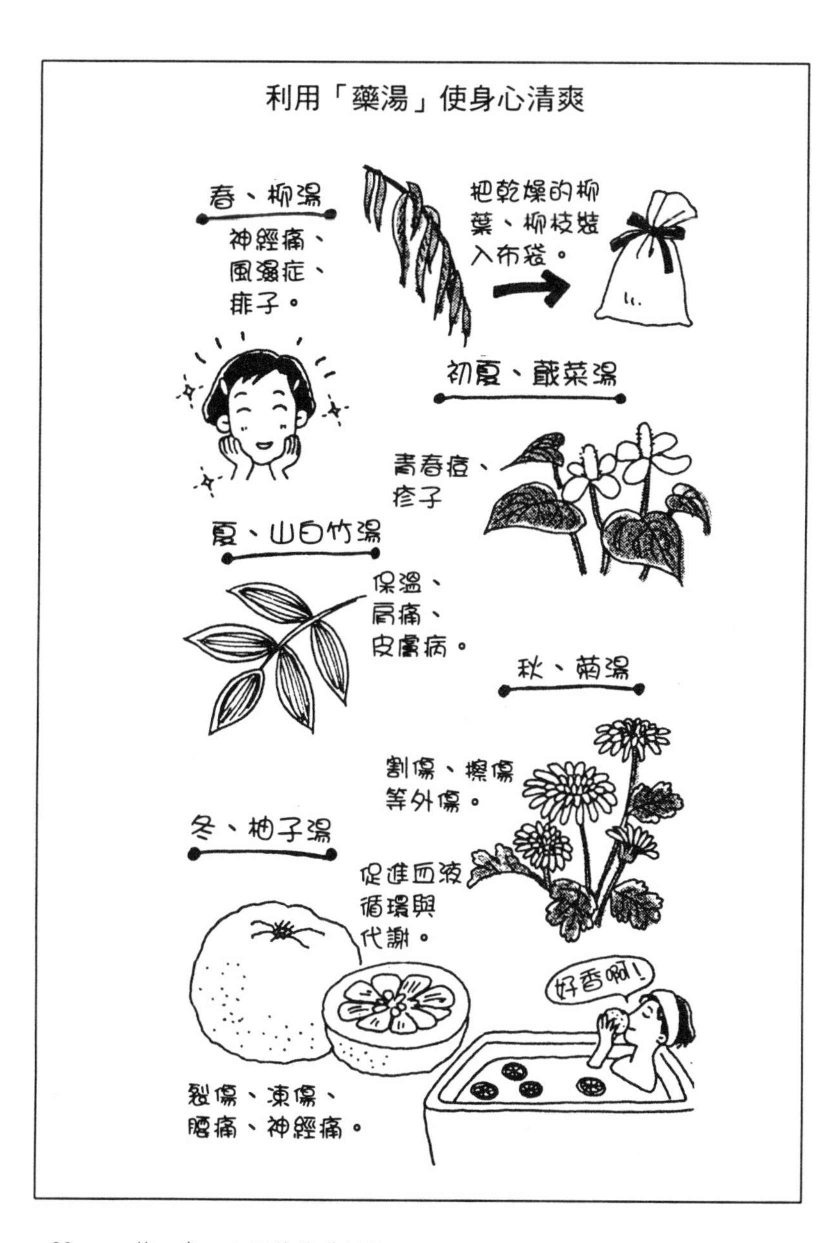
利用「藥湯」使身心清爽
春、柳湯
神經痛、
風濕症、
痱子。
把乾燥的柳
葉、柳枝裝
入布袋。
初夏、蕺菜湯
青春痘、
疹子
夏、山白竹湯
保溫、
肩痛、
皮膚病。
秋、菊湯
割傷、擦傷
等外傷。
冬、柚子湯
促進血液
循環與
代謝。
好香啊!
裂傷、凍傷、
腰痛、神經痛。

・**八角金盤湯**……葉子切碎，陰乾四、五天，裝入布袋，放入浴缸。對神經痛、風濕症有效。

・**桃葉湯**……生葉切碎裝入布袋，放入浴缸。對痱子、濕疹、皮膚潰爛有效。

・**山白竹(箭竹)**……使用生葉。對保溫或肩痛、皮膚病有效。

〔秋〕

・**菊湯**……把花瓣撒在水中飄浮，並把葉子裝入布袋一起放入浴缸。抗菌作用很強，可使割傷、擦傷等外傷早日治療。

・**當藥湯**……把整棵草曬乾，裝入布袋使用，或是將燉煮的湯汁倒進浴缸。對婦女病有效。

・**枸橘湯**……把果實切成薄片，放入熱水中，葉子也可使用。對虛冷症、低血壓、肌肉痛有效。

・**柑橘湯**……曬乾皮裝入布袋，趁水未熱前就放入浴缸。可刺激皮膚的微血管，促進全身的血液循環。

〔冬〕

・**柚子湯**……把果實切成薄片，放入浴缸飄浮。可促進血液循環、代謝，對裂傷、凍傷、腰痛、神經痛有效。

・**松葉湯**……清淨赤松的葉子，直接放入浴缸，或是切成適當大小裝入布袋使用。對虛冷症、神經痛、風濕症、肩痛有效。

・**蘿蔔葉湯**……把蘿蔔葉曬一週～十天，直接放入浴缸，或是把燉煮的湯汁倒入浴缸使用。有保溫效果，對虛冷症或肩痛有效。

・**艾草湯**……連根挖出，洗淨使用，也可曬乾使用。對虛冷症、神經痛、腰痛、炎症、痱子有效。

・**檸檬湯**……把檸檬切成薄片，放入浴缸飄浮。皮所含的果膠或維他命類，可使肌膚緊緻、變美。

最近也在日本栽培西洋的香草，因此不妨加以利用，它們具有日本所沒有的獨特芳香，但基本上選擇適合自己的香味種類最重要。

如何選擇適合自己的沐浴劑

目前市面出售各式各樣的家庭用沐浴劑，它們較一般沐浴法稍具保溫效果，而且選擇自己喜歡的香味，也是有穩定情緒的作用；此外，像狐臭般令人退避三舍的體臭，這種沐浴劑的香味也具有掩蓋的優點。

這些沐浴劑說明書上註明的是「醫藥部外品」，意指不同於「用後立即見效」的藥物，對身體的作用較為緩和。所以，並不是使用一次便能立即不怕冷。而是比使用純粹熱水沐浴具保溫效果，或是保濕、洗淨效果。所謂保濕，就是保持滋潤肌膚的濕氣，而洗淨效果，是指即使不用肥皂也可洗去附著皮膚的脂分或污垢等。

在市面出售的沐浴劑，幾乎均是具備這三種作用，因而使用起來基本上沒有太大差異，不妨選購自己或家人喜愛的香味或顏色來試試。

在顏色方面，最好選擇能搭配浴缸的顏色，才不會因二者顏色對比，看起來髒髒的。此外，依季節換色，也能改變心情，例如夏天使用淡藍色，冬天使用乳白色。

從保溫效果上來說，沐浴劑主要可分為「溫泉系列」、「二氧化碳系列」、「生藥系列」等三大類。

「溫泉系列」的沐浴劑，含有硫酸鈉、硫酸鎂、碳酸氫鈉、氯化鉀等天然溫泉所含的效果成分。從化學上來說，這些都是無機鹽類，會和皮膚的脂肪或蛋白質結合，形成一層薄膜，防止已暖和的體熱散去。

但儘管含有這些成分，也不可能和天然溫泉完全一樣，所以不要被廣告詞所迷惑，將其視為「和溫泉類似的東西」即可。

舉例來說，市面出售名為「草津湯」的沐浴劑，雖含有類似成分，有保溫、保濕、洗淨效果，但也不過是讓人有如同泡草津溫泉般的感覺而已，事實上要求和草津溫泉有相同治療效果是不可能的。

「二氧化碳系列」的沐浴劑主要成分是碳酸氫鈉、碳酸鈉等，將大型錠劑溶入熱水中時，會產生二氧化碳，人泡在這種水中，皮膚吸收氣體後刺激微血管，促進血液循環，尤其是有虛冷症的人，經常泡這種澡可有助改善。

此外，「生藥系列」的沐浴劑是包括礦石在內，但參考植物湯（藥湯）的效果，調配中藥藥草（生藥）的成分來提高保溫效果。這些植物具有獨特的香味，能使人身心舒暢，對心理方面的效果尤其高，這點不能忽略。有人甚至表示，一旦養成天天泡自己喜愛的香草浴習慣之後，若再洗一般的熱水澡，感覺好像沒洗澡一樣。

這類沐浴劑不會刺激皮膚，可安心使用，但最好依指示適量使用，因為並非量多就能使效果倍增。

此外，也可用含有這些沐浴劑的熱水洗髮，剩下的水也可洗衣，只是最後一定要用清水充分洗淨。

混合二種以上的沐浴劑使用，也不會為身體帶來不良影響，只不過混合不同香味時，聞起來會怪怪的，所以還是單獨使用較好。

溫泉沐浴法② 海水浴也是沐浴之一

日本多數的食鹽泉都含有海水的成分，若反過來說，海水可說是冷的食鹽泉。

事實上，在歐洲靠海的度假地，也有利用海水來做海水療法，據說對慢性疾病的治療或美容均有益。包括有海水浴，以及用泥、沙、藻等塗敷身體等方法。

海水浴也算是沐浴的一種，不單是泡在鹽水中，也兼作空氣浴、日光浴、波浪浴。海邊的空氣含有豐富的碘或鹽分、氧、臭氧，濕氣也大，因此空氣浴的效果當然高，可紓解緊張感。

如果住在靠海的溫泉地，就能因海洋的氣候達到減輕呼吸器的症狀、促進新陳代謝、增加氧消耗量、增進食欲、安定自律神經等各種效果。

不過若是在人山人海的海水浴場，恐怕效果就要大打折扣了。

(2) 正確的沐浴方法

儘可能每天洗澡

世界上有各種不同的國家，住著各種民族，其中最喜歡洗澡的應該是日本人莫屬，這是濕氣較高的氣候，和豐沛水量的國土等條件下，必然的結果。

在悶熱的夏季，沖個澡能使身心舒暢，而寒冷的冬天，則想泡著熱水澡，因此多數人每天洗澡，要不至少隔一天洗一次，保持身體的清潔。

那麼，究竟沐浴能為身體帶來什麼效果呢？

首先能清潔皮膚。因為如果皮膚不清潔，就會成為皮膚病的原因，萬一受傷，細菌就會進入，引起皮膚感染症，更有因此導致癌症等可怕的結果。

其次，熱水能使皮膚的血管擴張，促進血液循環，如此一來，體內各臟器的功能也變好，促進新陳代謝。

而且能使肌肉或關節變柔軟，使體內所製造的乳酸等疲勞物質迅速排出，也能使高的血壓下降，紓解身心的疲勞或緊張。

此外，泡在舒適溫度的水中，所感受的皮膚舒爽，對心理也帶來極大影響，進入水中能感受的水壓或浮力，而對水的流動那種獨特感覺，可能和人腦某一部分所具有的胎兒時，某些感覺記憶相結合，因而能獲得某種安詳。

由此，所謂沐浴的效果，是溫熱或靜水壓、浮力，以及水的流動或摩擦抵抗的物理性作用，為身體帶來的影響，加上所謂裸體解放感的心理性作用也得以發揮，所獲得的綜合效果。

一般來說，只要身體健康，大概沒有人會對沐浴感到不舒服，因為洗完澡後人清氣爽，亦即身心均感到舒暢。如果長時間靜靜坐在書桌前工作，一定會感到全身僵硬，下意識想伸個懶腰，因為這樣可使身體舒適，這是無意中對身體的要求。

因此，每天沐浴，每天有心情好的時間，可說是健康法的第一步。話是不錯，但每人有不同的處境，有人可能因某些因素無法每天洗澡，如果是這樣，隔一天洗也無所謂，但最好避免超過二天以上。

此外，也可以每天用溫水淋浴，每週泡一次澡。總之，採用配合各人生活方式的方法，自己感到舒適即可。只是從健康方面來說，原則上每天沐浴對身體絕對是有益處的。

日本人感覺舒適的水溫是四十二度

沐浴的水溫不熱、不冷，稱為不感溫度，大約接近體溫。日本人的體溫約三十六度左右，但歐美人則低二～三度。因此，日本人覺得較舒適的四十二度水溫，對多數歐美人來說，則覺得太熱，約有四十四～四十五度左右。各位不妨泡四十五度的水看看，如果是喜歡溫水的人，可能會感覺太熱。

洗不感溫度的澡時，能量消耗少，對心臟的負擔也小，可謂對身體舒適的溫度；相對地，如果高於不感溫度，對身體的影響大，能量消耗也高：

以下按沐浴的水溫差異來加以分類：

①冷浴……二十五度以下
②低溫浴……二十五～三十四度以下
③溫浴……三十四～四十二度以下

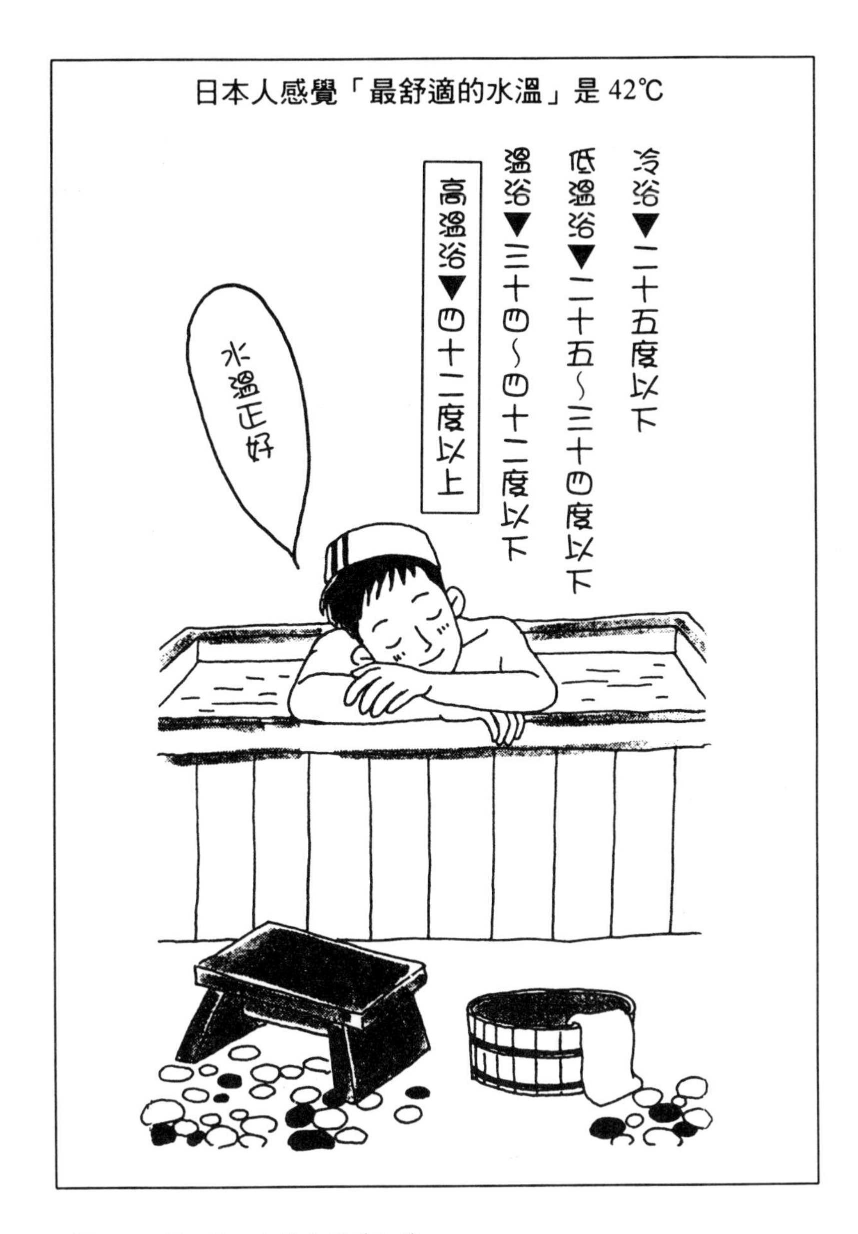
日本人感覺「最舒適的水溫」是42℃
冷浴▼二十五度以下
低溫浴▼二十五～三十四度以下
溫浴▼三十四～四十二度以下
高溫浴▼四十二度以上
水溫正好

④高溫浴……四十二度以上

沐浴的溫度依個人喜好而異。一般來說，首先以溫暖的溫度清潔皮膚，因為人的皮膚汗腺會分泌汗，皮脂腺會分泌脂肪，故會附著許多塵埃或雜菌等不潔的東西。

洗溫水澡時，洗去這些不潔物，使皮膚調節體溫或蒸發汗等重要任務得以順利進行，充分發揮皮膚的機能，所以浴後會產生爽快感。此外，因皮膚的微血管擴張、皮下的血管張開，而促進血液的流動。如此一來，溫暖的血液循環體內，將熱傳達身體內部，使全身暖和。

日本人感覺稍熱的溫度是四十二度以上。平均來說，日本人喜好的溫度是四十二～四十三度左右，在世界各民族中，可謂喜好較熱水溫的前幾名。因為地處濕氣大的位置，泡這種溫度的水，浴後才會感到爽快。

此外，從歷史角度來看，日式房屋的結構也被視為原因之一。因為木造建築的房子，到了冬天溫度會下降，以往沒有電暖器或暖爐等提高室溫設備的日本，是使用火盆、圍爐來取暖，因而才想到泡較熱的水，使身體感到暖和。如果家中沒有浴室，全家就前往遠處的公共澡堂，此時做父母的一定會強迫孩子

「泡過肩膀，數一百下再出來」，這就是最好的證據。

此外，過去的日本是在浴缸直接燒熱水的沐浴形式，因此沐浴有一定的時間。以往因多半是大家族，故很難有充裕的沐浴時間，假使先洗的人花很長時間，後洗的人水溫就會不熱，這時就必須有人到屋外的爐口加柴火再燒。所以說要在短時間內使身體暖和起來，就非較高的溫度才行。

這種生活習慣，使日本人喜好較熱的水。不過現代因暖氣或空調設備完善，因此，預料今後日本人的這種喜好可能會有所改變。

慢慢泡溫水浴，身心都能放鬆

那麼對日本人來說，溫水的溫度冬天是四十度，夏天則是三十八度左右，因為這種水溫可使自律神經系的副交感神經處於優位，有鎮靜效果，在精神上可穩定情緒。

以下簡單說明自律神經。司掌人體機能的神經系統，大致可分為二大類，一是人能靠自我意志自由活動的動物神經（身體神經）。另一是無關自我意志，配合當時狀況而自然活動的植物神經（自律神經）。後者是人類生活節奏上不可或缺的重要神經。

而自律神經系又分交感神經與副交感神經，前者在白天扮演主角，使心臟等作用變得活潑，一到夜晚，就由後者發生作用，使白天工作的身體獲得休息。由此，自律神經有時會互相進行相反作用，有時又會互相協調，提高或抑制機能、感情，來調整身體。

不過一般而言，這種交感神經與副交感神經互相進行相反作用，來調節各臟器功能的情形居多。

就拿心臟來說，當交感神經處於優位時，其活動就會變好；反之，當副交感神經處於優位時，就會抑制其功能。交感神經緊張時，血管會收縮，副交感神經處於優位時，血管就會擴張。以胃腸來說，交感神經以阻止胃液、腸液的分泌，來抑制其功能，副交感神經反而使其功能變得活潑，以促進胃液或腸液的分泌。

而溫水的溫度能使副交感神經處於優位，故慢慢泡澡時，末梢血管就擴張，促進血液的流動，減輕心臟的負擔，使血壓下降，而且能量消耗也少。因此在就寢前或情緒高漲時，泡個溫水浴可謂放鬆身心的最佳方式。

對乳幼兒或高齡者，能量消耗少的溫水浴較適合；因此，有高血壓或動脈硬化、心臟弱的人，也建議泡溫水浴，因為對心臟的負擔較小。

為什麼太熱的水對健康不好?

所謂的熱水，是四十二度以上。泡這種熱水時，就如同泡冷水時一樣，身體會顫抖，皮膚變白，起雞皮疙瘩，這是一開始泡時交感神經緊張，使皮膚的血管收縮所致，而這種暫時性血管收縮，會使血壓上升。

此外，當皮膚的血管收縮時，血液會快速流回心臟，增加心臟的負擔。有關沐浴初期的血壓上升，泡熱水二分鐘大約會上升二十～三十，高血壓的人則會上升五十，此時最容易引起可怕的腦出血發作。

泡過一段時間後，熱水使皮膚變紅時，血壓就會逐漸下降，此時因靜水壓（浴缸的水對身體加上的壓力），使內臟或肌肉的血管收縮，送出血液來調節血壓，不使之過度下降。

因此在泡熱水時，隨著皮膚血管的收縮、擴張，內臟的血管也會收縮、擴張。那麼，泡溫水和熱水，對身體有何不同影響呢？請看圖1、2的血壓與脈搏的變化。

泡四十二度的水時，血壓會立即上升五十，二分鐘後才逐漸下降，但五分鐘後又開始逐漸上升。但上升方式較四十二度時緩和。

觀察脈搏的變化時，如果泡四十二度的水十分鐘，脈搏數逐漸增加，變成約二倍，譬如一分鐘跳六十下的人會變成一百二十下。

而泡四十度的水時，雖然也會逐漸增加，但只有約一・六倍，譬如一分鐘跳五十五下的人，十分鐘後就增加為九十下。由此可知泡溫水時，血壓或脈搏的變化較小，亦即對身體帶來的刺激少、負擔也少。這也是我建議身體弱的人或乳幼兒、高齡者泡溫水浴的理由。

了解依溫度決定沐浴時間的基準

沐浴時間究竟多長才算適當？在此當然不是指待在浴室的時間，而是泡在

溫水對身體帶來的負擔較少

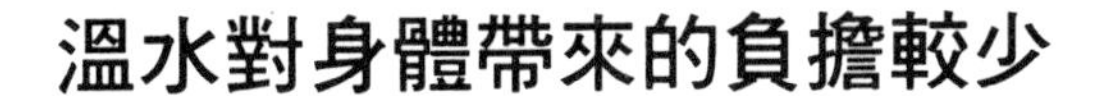

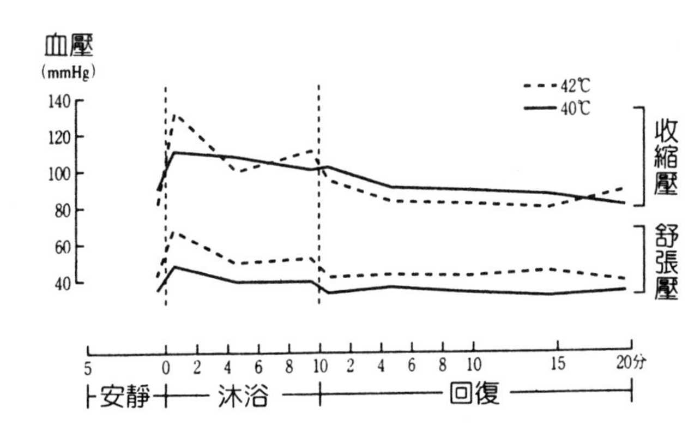

■沐浴的溫度與血壓的變化（圖 1）

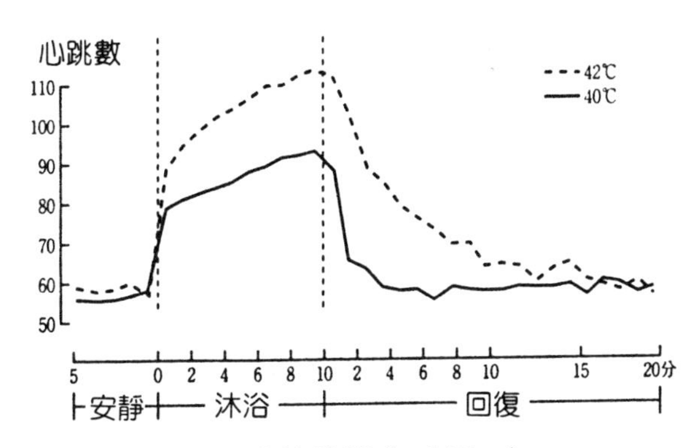

■沐浴溫度與心跳數的變化（圖 2）

「喜歡較熱的水」危險哦！

浴缸的時間。

嚴格說來，因個人喜好而異，譬如皮下脂肪多與少的人，對暖和的感覺就不同，瘦的人因皮下脂肪少，所以熱水溫度較快傳入體內，而皮下脂肪多的肥胖型的人，因熱傳導差，所以暖和的也較慢。

此外，也和血管的粗細、血液流通的難易有關。血液如果容易流通，熱傳導也快，較快感到暖和。那麼到底暖和到什麼程度最好？就是「額頭或鼻頭稍微滲出汗的程度」。

如果要達到這種狀態，平均來說大概是四十二度泡五～六分鐘，三十八度泡二十分鐘左右，如此即可從體內感到暖和。

體內感到暖和，即表示全身儲存的總熱量多，此時從浴缸出來後，即使身體表面的熱散去，也不致有太大影響，因為全身的血液循環變好，所以不會感到寒冷。

但如果是泡四十五度左右的熱水時，就沒辦法泡這麼久，頂多撐個數秒就跳出來。如此一來，身體表面雖然燙紅，但體內尚未暖和起來，就如同烤魚時，如果以大火來烤，表面雖然已經焦黑，但裏面還未熟的道理一樣。結果全身

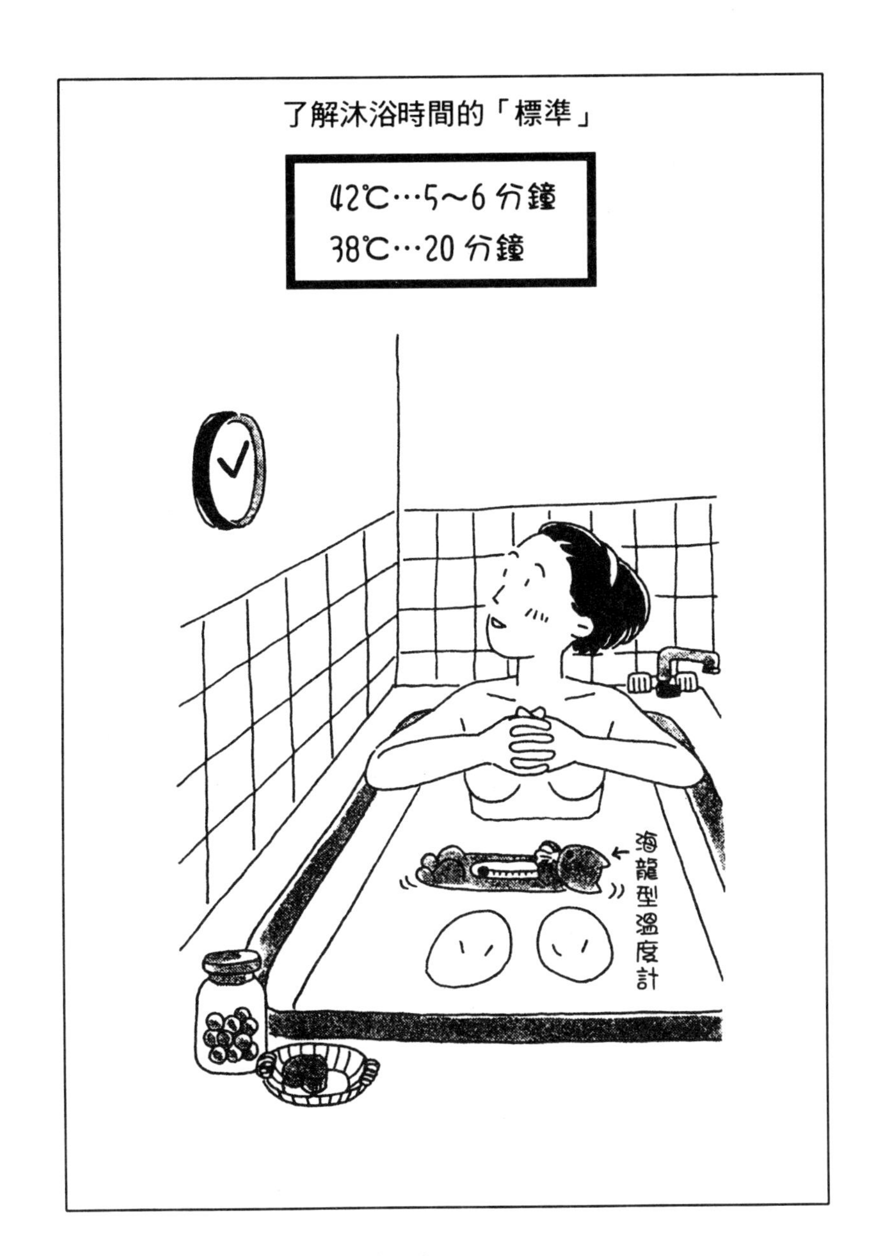
了解沐浴時間的「標準」
42℃…5～6 分鐘
38℃…20 分鐘
海龍型溫度計

儲存的總熱量少，待熱從身體表面散去後，就會感到寒冷。

自己不妨泡一泡三十八度的水溫，量一量經過多久時間鼻頭會冒汗。此時準備附帶時鐘的水溫計（防水）較為方便，把測量出來時間當做標準即可。

不過，此時並非泡過肩的全身浴，而是泡水位在胸口下方部位的半身浴，如此才不會為心臟增加負擔。

因為二十分鐘是一段不算短的時間，靜靜坐在浴缸中會感到無聊，所以不妨在浴缸上橫放一個架子，看看書或是聽聽音樂、看看電視，來打發時間。

建議做不會為心臟帶來負擔的「半身浴」

平時我們在沐浴時可能不太注意到，但如果水位超過頸部，就會感受到相當大的靜水壓。所謂靜水壓，是相對於浴缸內動水壓的用語，也就是一般所謂的水壓。

各位不妨靜靜泡澡試一試，多少會感到一些壓迫感。如果慢慢將身體垂直沈入水中，大概會感到胸口受到壓迫、呼吸有些困難並加快。這是和水深成正

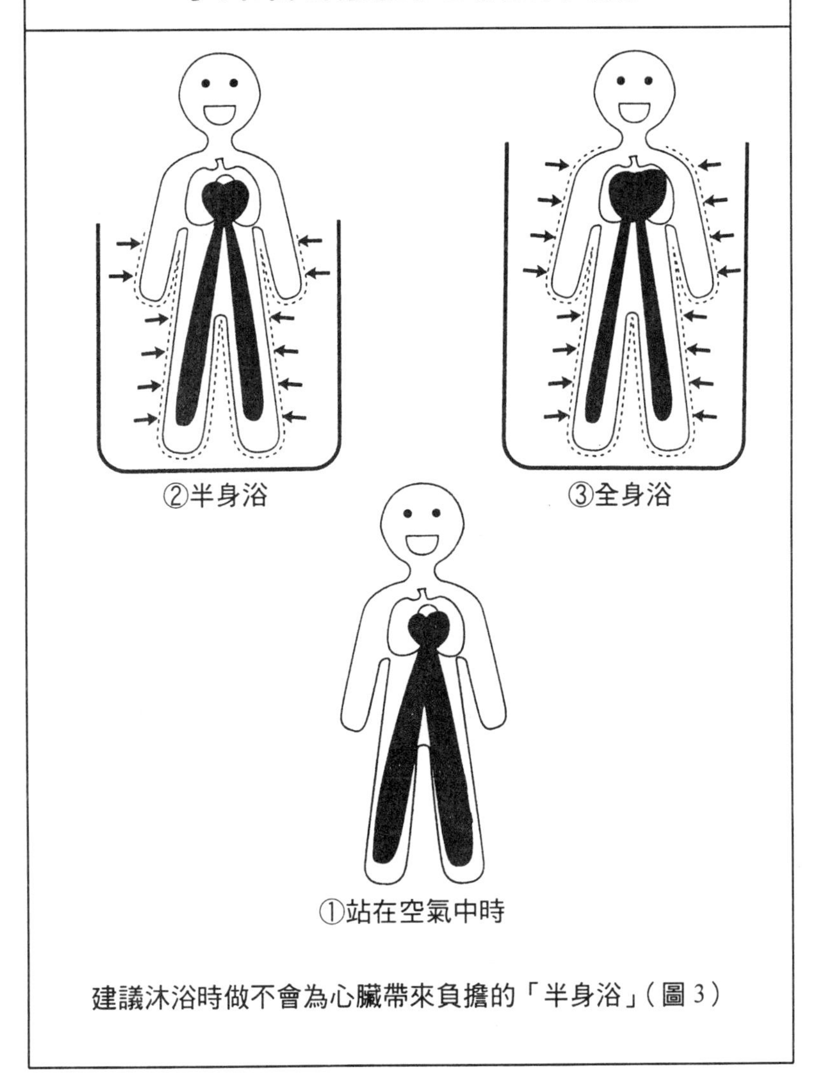

建議沐浴時做不會為心臟帶來負擔的「半身浴」(圖3)

比，在身體表面加上的水壓所致。

如果水深一公尺，會在該部位加上七十六㎜水銀柱的壓力，這種解釋可能一般人比較不懂，就是說在沐浴時，全身所承受的水壓大約有八十公斤，亦即想像自己躺臥時，有一位體重八十公斤的人壓住全身的狀態。和這種相當沈重的感覺極為類似。

而且泡過頸部時，腹部（腰部）會縮小三～五公分，被肋骨圍繞的硬部分胸圍，也會縮小一～三公分。當腹部周圍縮小三～五公分時，橫隔膜會被向上推，使肺的容量變少、空氣量減少，因而以增加呼吸次數來做為彌補。此時肺的總容量平均會減少一・〇公升，不過對肺活量沒有影響。

另外，水壓也會壓縮體內的血管或淋巴管，使血液或淋巴同時回到心臟，因此心臟的功能就變得活潑，亦即脈搏加快；而且肝臟或脾臟等內臟的功能也變活潑了。水深改變時體內的血液分布，以及對心臟機能的影響，請參照圖三的模式圖。

①表示站在空氣中時，下半身的血液分佈與心臟的大小。

②泡到橫隔膜高度時（半身浴），下半身的血液分佈與心臟大小的關係。

因下半部受到水壓的壓迫，使心臟的大小比在空氣中稍微變大，但影響並不太大。

但如果像③一樣泡到頸部時，下半身的血液分布會減少，心臟擴大（平時的約一．五倍），肺的容積也變小，這表示對心臟帶來太大負擔。

體內的血液量或其分布的調整，主要是由靜脈系來司掌，因靜脈系的血管壁柔軟，故容易伸展、變形，因而在沐浴承受水壓時，末梢血管受到壓迫，就會嚴重影響到靜脈系。

我們在孩童時，因處在成長期，故稍微做一些激烈運動，呼吸就會變得急促，但恢復得也很快，這是因為心臟儲存了不少「預備力」。可是長大之後，因成長停止，加上肥胖或缺乏運動，這種預備力便會逐漸減少，因此，只要爬高一點的樓梯，就會上氣不接下氣，而且需要相當的時間恢復原狀。

一旦減少，預備力就很難再恢復。如果到了中高年才突然開始慢跑，不僅不能恢復預備力，反而會為心臟帶來額外的負擔，有時甚至會導致猝死。因此儘可能不要為心臟加上負擔，我們從出生到死亡，心臟是唯一從不停止工作的器官，所以不能不好好加以愛惜。

為此，建議在沐浴時做不會為心臟加上負擔的半身浴，因為泡到胸口以下，即使泡得再久，也沒有太大影響。如果因浴缸的款式而不得採取蹲姿時，可準備一個浴缸內用的乾淨小板凳。

如果是可伸直全身的稍大型浴缸，可把浴缸的一頭做為枕頭，以伸直手腳的飄浮姿勢來泡澡；若是西式低矮細長的浴缸，即使躺臥也不會有壓迫感，不會為心臟帶來太大負擔。

嚴重空腹時或剛運動完畢都不要沐浴

以下介紹一位年輕大學職員的故事。他非常喜愛泡澡，每天的生活模式是，早晨起床後在附近的公園慢跑，之後返家沖個熱水澡，然後以輕鬆的心情去上班。

下班回家後先泡個澡，之後喝點啤酒，再和太太一起共進晚餐，接著看看電視或看書，在就寢前又沐浴。

某日，因大學發生緊急事故，所以沒吃午飯、空著肚子四處忙著處理善後

溫泉沐浴法③　也有不能泡溫泉的情形

溫泉對健康雖然有益，但也有反而使疾病惡化的情形。溫泉之所以有效，是因它和一般自來水不同，含有各種成分，但有時也會因對疾病刺激過強，而導致反效果。

泡溫泉可促進新陳代謝，因此，多數疾病能逐漸好轉，可是如果是癌症或白血病，反而會促使身體衰弱，另外有附上「急性」二字的疾病，也絕對不能泡溫泉，所以，假使在溫泉地遊玩時，不小心染上感冒而發燒，或是急性中耳炎、急性肺炎時，千萬不要泡。

也有依疾病的狀態，某些時期不能泡溫泉，譬如必須安靜的時期，疾病逐漸進展而惡化的時期，病後因營養不足導致身體嚴重衰弱的時期等，這些都不適合泡溫泉。當然如果罹患傳染病時，也不要泡溫泉，以免傳染給他人，譬如淋病、梅毒、結核等，待治療之後再泡；此外，有皮膚、粘膜過敏的人，也要避免泡硫黃泉、酸性泉。

，待傍晚要返家時才稍微感到肚子餓，可是因碰到意外事故，忙著忙著也就過了吃飯的時間，所以也沒什麼胃口，想回家後再吃。

回家後已感到十分飢餓，於是想先吃飯再來泡澡，可是覺得流一身汗很難過，便決定喝點啤酒、先洗澡，結果忍著肚子餓進入浴缸。

雖然只泡了一會兒，但起身出來時，突然感到一陣噁心、頭暈目眩、意識不清而倒下，太太在外面聽到很大碰撞門的聲音，嚇得跑去一看，立即將他扶到臥室。

如果我們每天習慣性泡澡，可能不會感到有何特別，但其實沐浴會提高新陳代謝、消耗相當的熱量。依某項計算顯示，每次沐浴所消耗的能量，相當於跑一千公尺的消耗量，所以看來，這位仁兄引起腦貧血也並不令人意外。

一般在下列狀況下，最好不要泡澡：

(1)做馬拉松或慢跑、打網球等激烈運動不久。

(2)嚴重空腹或剛吃飽時。

(3)飲酒過度、酒醉時。

(4)疲憊不堪時。

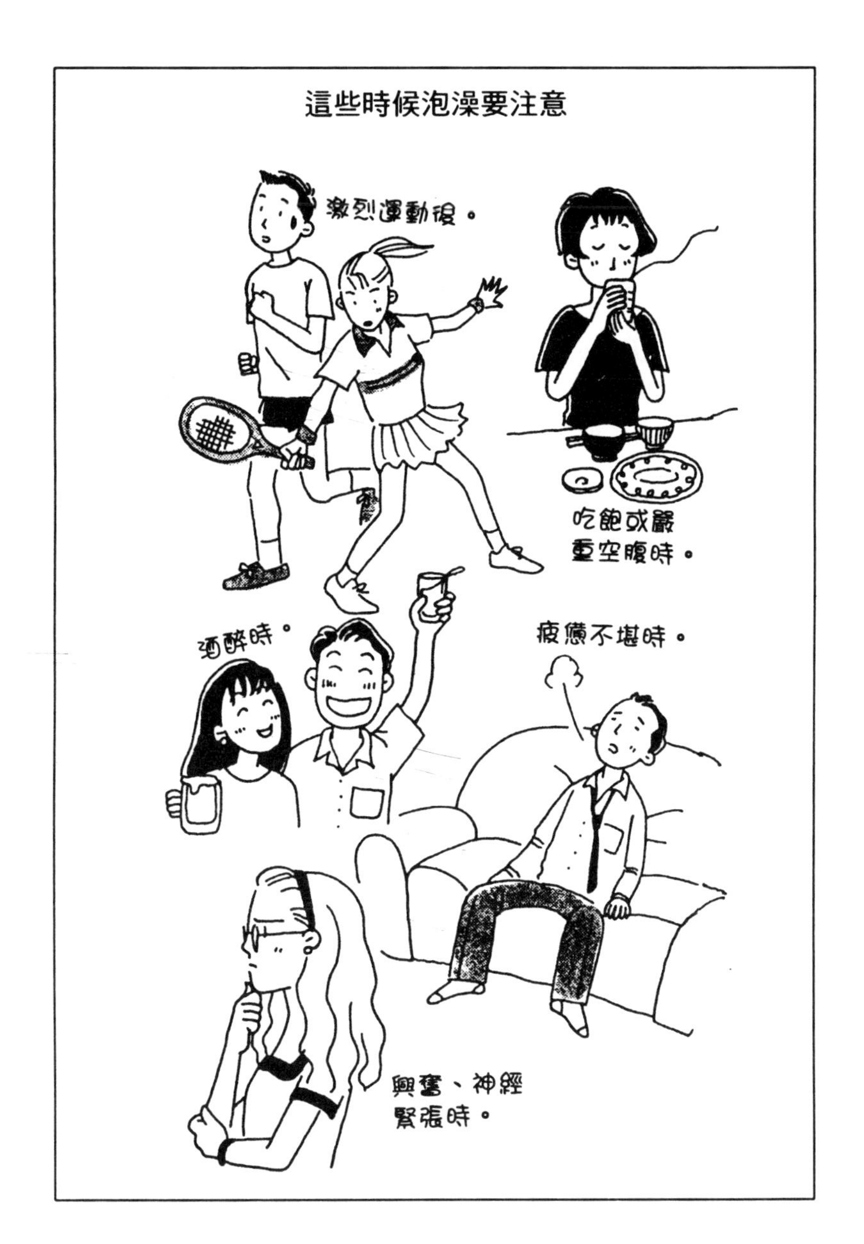
這些時候泡澡要注意
激烈運動後。
吃飽或嚴
重空腹時。
酒醉時。
疲憊不堪時。
興奮、神經
緊張時。

⑸異常興奮時、神經緊張時。

因為運動完不久就泡澡，會引起循環不全而感到噁心；此外，如果吃飽飯立即泡澡，因胃腸消化需要血液，而泡澡會使血液聚集在體表的皮膚，引起消化不良，使胃腸的蠕動變弱、身體感到不適。因此，吃飽飯休息一小時之後再泡澡較好。

飲酒後立即泡澡也有危險，因為此時血壓變動激烈，會突然增加對心臟的負擔，所以最好等差不多酒醒之後再泡。為了預防心肌梗塞或腦出血、心不全，請特別留意。

疲勞或興奮時立即泡澡，也會引起腦貧血，最好休息三十分鐘到一小時，待情緒穩定之後再泡。

年輕時或許不覺得怎樣，但隨著年齡的增加、體力也會衰退，意想不到會為身體帶來負擔。沐浴原本是為了達到健康的效果，如果方法錯誤，反而會有損健康。

知名作家夏目漱石在「修善寺的大患」中，就是描寫這種情形，請各位特別留意。

暖和的浴室，冬天也能洗一個舒服的澡

「泡個舒服的澡需要做某種準備」，這種說法可能不少人還搞不太清楚，認為大不了就燒熱水、脫衣服嘛！

但以下的經驗你是否也有過呢？

譬如在寒冬時期，覺得今天太冷，而想泡個稍熱的澡，於是開始放熱水；但因為沒有水溫計，就用手來試溫度，認為差不多即可。當在更衣室脫光衣服、進入浴室時，卻感覺「怎麼這麼冷」，加上腳踏在冰冷的地磚上，實在冷得受不了，而想快點跳進熱水裏，於是還未沖身體就進入浴缸，可是一進去才發現太燙，無意中大叫「慘啊」，又慌忙跳出浴缸。

如此一來，原本應該是令人愉快的沐浴，也變得不愉快，如果是心臟弱的人，可能引起意外事故。所以，通常在寒冬時期都不太想洗澡。

就算了解洗個澡人會感到很清爽，但一想到脫光衣服的瞬間寒冷時，就會產生「今天算了，明天再洗吧！」的想法。因此，才說需要「某種準備」。

首先是有關浴室的暖氣。在歐美雖早已視為當然，但在日本卻沒有這種想法，因此不妨嘗試以下的好點子。

如果浴缸是鍋爐裝在浴室內部的形式，在燒熱水時要注意充分抽風，把水燒到所需的熱度，燒完後再關上窗戶，然後攪拌一下浴缸內的熱水。

此時測量水溫，暫時不要蓋蓋子、放置一會兒，當然浴室的門也要緊閉。

過一段時間再進去試試浴室的溫度是否因熱水的蒸氣而上升。如果二十二度以上就ＯＫ，然後再攪拌一下浴缸內的熱水，因為放置之後，浴缸的水溫會下降，對流的關係使上面熱、下面溫，溫度不平均。

攪拌之後再測量水溫，適當的溫度冬天是四十度，夏天是三十八度，不過也可依個人喜好稍做改變，但是，一定要測量開始燒熱水時的溫度，如此才算準確。

其次，如果是放水形式的浴缸，因浴室內沒有燃燒氣體進入的顧慮，因此一開始可關上窗戶，但放熱水時不要從水龍頭放，而是使用蓮蓬頭，如此可因蒸氣同時加溫浴室。

如果沒有蓮蓬頭，也可像上述情形一樣，放較熱的水，暫時不要蓋上蓋子。此外，如果感覺地磚冰冷，可在脫衣服前先噴灑熱水加溫，或是舖上防滑的腳踏墊。

為何在進入浴缸前要先沖淨身體

進入浴缸前，一定要先沖淨身體，先從腳開始，再往上到肩，從身體末端部分到心臟充分沖熱水，這是在泡澡前，先洗淨身體的污垢，並使身體習慣熱水，以減少沐浴刺激的事前準備。

沖身體時可使用蓮蓬頭，但最後再用臉盆舀浴缸內的熱水，沖全身一～三盆。此時所感到的熱度壓力，應該和淋浴不同。

如果是泡稍熱的水，在進去前要注意，先從頭部開始沖熱水，如此可預防腦貧血或腦出血、頭暈目眩等。若能事前擴張腦的血管，就可避免沐浴開始血壓上升的危險。

前面說過，沐浴所消耗的熱量等於跑一千公尺，這和我們在跑一千公尺前，一定會做些暖身運動是同樣的道理，所以在沐浴前，也要做好事前的準備。

草津溫泉早已遠近馳名，許多人為了健康慕名前來，可是卻因心急、未做任何準備，一下子跳下去，結果導致休克死亡，更有人勉強忍耐太燙的水而喪命，或許聽起來像在說笑，但卻是真實的故事。這也難怪，因為草津的溫泉高達四十七度，一般人受不了。

有鑑於此，該地想出一種安全的沐浴法，就是給沐浴人一塊大木板，泡之前先攪拌熱水，如此一來，既可降低水溫，也可做些暖身運動，可說一舉二得的方法。而此時所唱的就是那首聞名草津曲「草津真是好地方……」。

這種攪拌熱水二、三十分鐘後，再從頭淋上十盆、二十盆的熱水，然後緩緩進入浴缸的洗法，稱為時間湯，規定每天的沐浴時間，時間一到，由湯長下口令，大家一起泡三分鐘就出來，由此各位不難了解溫泉店老闆們設想得多麼週到、謹慎。

反覆沐浴數次會引起「泡澡疲勞」

日本式的沐浴方法，一般來說首先沖身體，進入浴缸泡五～六分鐘，長則十分鐘就出來，再在洗身處洗淨身體與頭髮，然後再泡五～六分鐘，最後再沖一次身體，就大功告成。這種泡澡方式，水溫雖依個人而異，但大概是四十一度左右。

沐浴時間視溫度而定，當然如果較燙，時間就短，溫水的話，時間就長。此外，在同樣的溫度條件下，與其泡得久，不如泡一會兒、出來休息一下，再進法泡一會兒，如此，對身體的負擔較少；不過如果這種反覆泡澡次數太多的話，對身體也不好，一般來說，四十度的水溫頂多泡二、三次。

如果泡到滿身大汗，心臟激烈悸動、手指起皺時，表示泡得太過度，不是溫度太高就是時間太長，對健康有害，有時甚至會引起「泡澡疲勞」。

每次十分鐘程度的沐浴，身體所產生的變化（脈搏或血壓等）多久才恢復原狀？健康的人大約一小時，但如果是高齡者或身體不太健康的人，負擔就大，因而沐浴的刺激會停留一段時間。

反覆數次沐浴會累積疲勞，因此，不妨定下個人沐浴時間的標準，亦即在還未引起嚴重出汗或心臟悸動、頭暈目眩等之前就出來，如果脈搏跳超過一二〇下，就一定要出來。

如果沐浴後感到疲倦時，不是沐浴時間過長就是水溫過高，這樣下一次就知道如何調整。圖4、5是某項實驗的結果，表示泡四十三度與四十度熱水六分鐘，出來休息十分鐘，再泡六分鐘，如此反覆三次時，脈搏數與能量消耗的關係。

由圖表顯示，隨著泡澡次數增加、脈搏也逐漸增加，而且泡四十三度水溫時，增加得更多。泡四十度時的脈搏，第一次將七十增加至九十八，第三次從七十增至一一〇，而四十三度的情形，第一次從七十增至一〇三，第三次從七十五增至一二〇。由此可見反覆沐浴多次會逐漸累積疲勞。

以下是一位三十多歲上班族的故事。他的工作單位很難有休假，所以只要一碰到休假，就和妻子二人同赴溫泉地輕鬆一番。某次小倆口前往信州深山一處偏僻的溫泉，由於地點好，所以水溫也正好，正因泡得太舒服而反覆泡好多次。

可是沒多久人就感到疲倦、噁心，於是返回房間睡覺。這種情形就叫做「泡澡疲勞」，身體再健康的大男人也會發生，所以，一定要知道泡澡過度會為身體帶來極大影響。

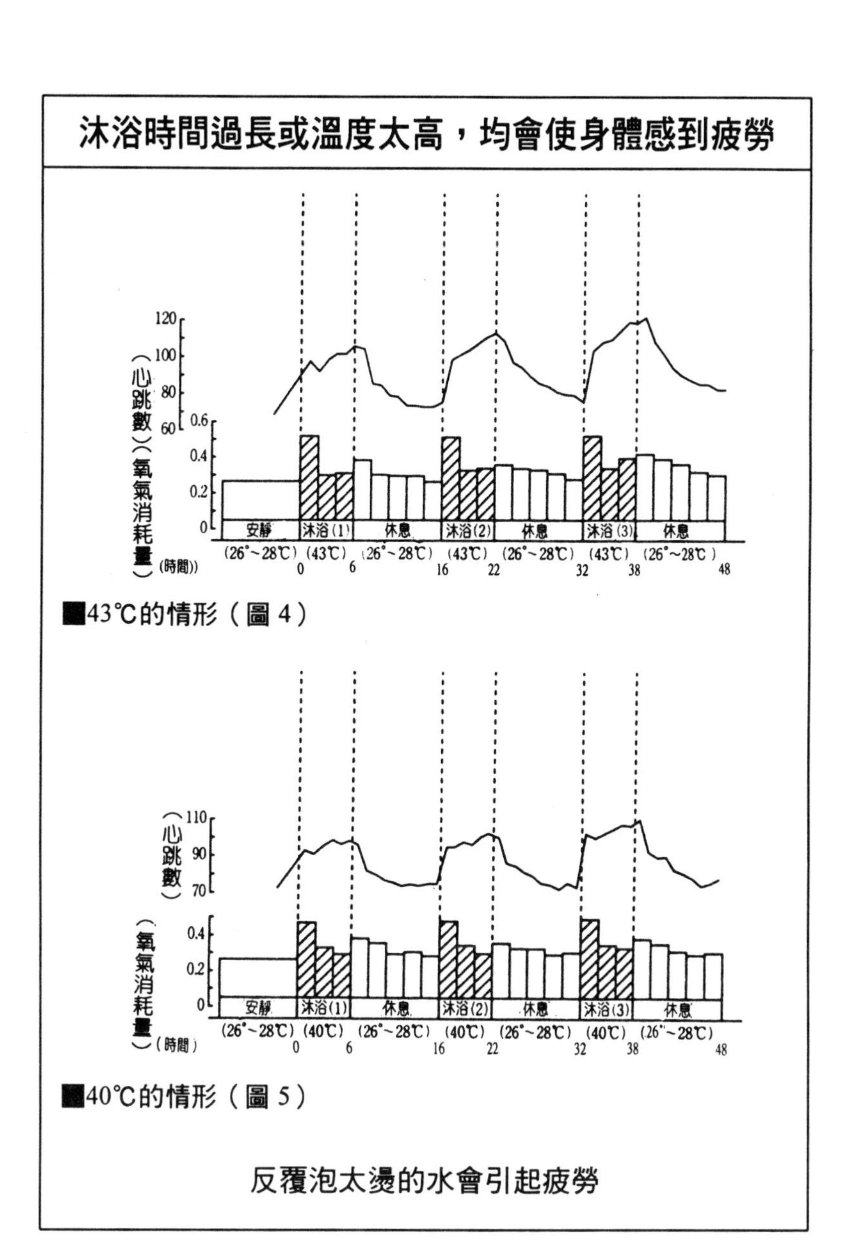

沐浴時間過長或溫度太高，均會使身體感到疲勞

■43℃的情形（圖 4）

■40℃的情形（圖 5）

反覆泡太燙的水會引起疲勞

沐浴時不必每次用肥皂洗身體

通常先在浴缸泡一會兒，待身體暖和之後，再出來清洗身體，不過有人是一開始沖熱水時就洗，倒也無妨，只是此時因剛脫光衣服、皮膚尚在收縮狀態，毛孔尚未充分張開，可能無法洗淨毛孔或汗腺中的塵埃。所以先使身體暖和、毛孔充分張開之後，再來洗身體較為合理。

洗身體的用具五花八門，有毛巾、乾絲瓜、洗澡布、海綿、毛刷等等，但一般較常使用毛巾或柔軟的海綿。海綿的優點是會起泡沫，事實上，這種泡沫會附在全身，使皮膚附著的有機物等污垢以微血管現象溶在泡沫中，隔一段時間用水沖洗，污垢就會去除掉。

利用粗糙的手套刷洗也是不錯的點子。先將手套打濕，抹上肥皂，然後輕輕刷洗全身，即可充分洗淨。最近市面售有彩色手套，使用起來或許能增添快樂的氣氛，尤其和孩子一起洗澡時，洗起來更加有趣。

如果是使用乾絲瓜或洗澡布、尼龍毛巾，不可太用力擦洗，尤其是女性，可能會傷到皮膚。

你聽過「尼龍毛巾黑皮症」這種病嗎？近五年來，不少人因皮膚有發黑的傾向，而前往醫院的皮膚科求診，起初原因不明，但之後才判明原來是使用尼龍毛巾刺激皮膚，所引起的後遺症。這種毛巾對皮膚的刺激超過棉布毛巾，被認為易洗淨污垢，經常使用之後便養成習慣。

可是經常使用下來，發現頸部或鎖骨、肋骨等骨頭部分的皮膚漸漸變黑，感到吃驚之餘而前往醫院求診。這是物理性刺激造成色素沈澱，而一旦變黑的皮膚，便很難再恢復原色，所以女性要格外注意。

但如腳根、腳底、手肘等角質厚的部分，使用這種尼龍毛巾就無所謂，除此之外的部位，還是使用棉布毛巾較為保險。

如果每天沐浴，在全身擦抹肥皂、用毛巾搓洗，每週一、二次就夠了，其他日子只需泡溫水澡，或是用海綿洗全身，再用水沖淨即可。

我們在外國影片看到的沐浴畫面，幾乎都是在西式的浴缸中泡泡沫澡，並不常見用毛巾擦洗身體的情形。事實上，這就是西洋人的沐浴方式，哪會像神經質的日本人一樣，用力擦洗全身，唯恐洗不乾淨似的。

韓國式的擦垢對皮膚並不好

在街頭常見到打著韓國式擦垢招牌來吸引顧客的三溫暖，曾有過這種經驗的人表示，如果全身上下每個部位都擦，大量搓出來的污垢大概有一個巴掌的量，此時身體會感覺輕鬆、爽快。

擦洗身體時當然令人感到舒服，可是對皮膚卻有害處，因為這等於是勉強在剝皮，所以擦完之後泡熱水會有刺痛感。

人的皮膚是由表皮、真皮、皮下組織等三層組成，最外側強韌那層是表皮，其下的真皮佈滿血管或淋巴管、神經、毛囊、皮脂腺、汗腺等，是調節皮膚的營養或水分的地方，而皮下組織可視為皮下脂肪。細看外側的表皮，有所謂角質的部分，這層有吸收濕氣的功能，扮演保濕的角色。若因摩擦等不斷的物理性刺激，就會形成極為厚硬的角質層，腳底或腳根、手肘部分即是如此。

皮膚正是以這種功能來保護身體。由脂質形成皮膜（皮脂膜），使熱不會散去，保持濕潤且防止細菌感染，因此，做這種勉強的剝皮還是不太好。

皮膚每天會製造新的細胞，表皮的角質老化後就變成污垢，會自然從體表剝落，因此讓它自然剝落最好，而這種週期大約一個月左右；此外新的細胞製造是在晚上十點到凌晨二點之間，所以說熬夜是美容的大敵。

我聽說在韓國擦垢的人主要是老年人，而且以農民或漁民等皮膚常曬太陽的人居多。這些人因全身角質硬厚，再用力擦也影響不大。

對皮膚並不算堅韌的一般日本人來說，就可能傷害到皮膚，尤其是女性，絕不可輕易嘗試。流行風潮總是一陣陣的，過去也說用鹽擦洗可以美容，但在知道沒有效，反而會傷害皮膚之後，就不再流行了。

所謂污垢，多數人認為是身體的髒東西，其實不然，只是老化的皮膚角質，不要以為用力擦洗掉的是污垢，其實是連新皮一起剝除。因此，洗淨身體的清爽感覺，只是「自以為是」，說穿了，根本是神經質造成的過分清潔感。

洗「蜻蜓點水式」的熱水澡可以提神

沐浴的方式五花八門，並非任何情形都適合慢慢泡半身浴，依狀況而定。

做完一天家事的家庭主婦，或下班回家的職業婦女等，身體疲倦想睡個好覺，此時如果洗蜻蜓點水式的澡，不僅不能消除精神疲勞或肌肉緊張，身體也無法鬆弛。

但如果是早晨起床後感覺精神萎靡或情緒不佳，不妨試試這種蜻蜓點水式的沐浴，只不過不要泡太久，否則反而會影響整天的工作心情。

如果泡四十三度左右的熱水，交感神經受到刺激，皮膚的血管會收縮，使血壓上升，而且心臟的功能也會變得活潑。因此，對因低血壓而早起時頭腦不清的人，可說非常有效，能使全身感到清爽。

就算不泡澡，只淋熱水浴，也有相同的效果。不過早晨不論是泡澡或淋浴，最多二、三分鐘結束較好。

千萬不要以為既然洗了，就用肥皂洗身體又洗髮，因為時間一拖長，反而會感到疲倦，如此，就失去原本的意義。

大熱天外出購物返家後，必須接著準備晚餐，或是下班後把未做完的工作帶回家加班，打算在吃完晚餐後休息一會兒就開始，這些時候都應該先提提神，不妨試試泡個蜻蜓點水式的澡，或是淋熱水浴，效果都不錯。

在悶熱的夏季，特別是熱得難以入睡的夜晚，也可在翌晨淋浴或泡個冷水澡，不論是冷水、熱水，對身體來說都有相同的刺激效果，亦即洗冷水澡也能刺激交感神經。

建議老人不要第一個泡澡，以免發生危險

自古常說「老人不要第一個泡澡」，這句古諺深具意義，其來有自。

因為泡這種剛燒好乾淨的熱水，對身體的刺激太強，最好泡別人泡過的水，原因是人體含有體液、脂質或鈉、鉀等礦物質，而這些物質溶在熱水中會變成膠質狀，因此，才有所謂「熱水觸感柔和」一說，亦即指泡別人泡過的水，對皮膚較為溫和。

剛燒好的乾淨熱水刺激大，身體的分泌物溶入水中後，皮膚會變得乾澀，也消耗體力，不適合體力衰退的老年人。有些媳婦不了解這種情形，為了表現孝心而請婆婆第一個洗，結果反而換來一番挖苦：「妳想害死我啊！」

況且以往並沒有事先加溫浴室的習慣，所以第一個洗的人會感到寒冷；而

且剛燒好的水較熱，溫差也大，所以不適合體力衰退的老年人。最好是在幾個人洗過之後，浴室變得較暖和，水溫也降到剛剛好，水的觸感柔和時再來洗。

此外，還有另一個嚴重的問題，據足利紅十字醫院院長奈良昌治先生擔任栃木縣法醫時所做的調查，栃木縣在近十五年內，六十歲以上沐浴事故死亡人數，超過同世代的交通事故死亡人數。

所謂沐浴事故死亡，就是在沐浴中因腦中風或心臟病發作，倒在浴缸內以致溺斃，可是多數人並不了解這種情形，讓人頗為意外。依奈良先生的推測，日本全國每年可能有近一萬人發生這類事故。

更令人驚訝的是驗屍時才發現，他們泡的竟是連年輕人都吃不消的熱水。這是因為年紀大以後，皮膚的溫度感覺要比耳朵或眼睛更快衰退，以致在毫不警覺下泡很燙的水。

泡太熱的水時，血壓會急遽上升，對有動脈硬化、血管變弱的高齡者來說，容易引起腦出血；相對地，當身體感覺暖和時，末梢血管會張開，此時急遽上升的血壓一下子下降，使推動血流的力量突然降低，血管因而阻塞，以致引起腦梗塞或心肌梗塞。

溫泉沐浴法④ 溫泉不僅能泡，也可飲用

日本人是愛好沐浴的民族，但在歐洲提到溫泉，一般認為是用來喝的。其實日本自飛鳥時代（譯者註：以奈良盆地南部的飛鳥地方為首都的推古朝前後的時代，六世紀末～七世紀前半）起，就有以飲溫泉水的所謂「飲泉」，治癒許多病人的記錄。至於瑞士的毛里奇烏絲溫泉，則是三千年前即被人飲用。

溫泉含有大地的礦物質，故德國有此一說：「溫泉含有和蔬菜一樣的礦物質，因此飲泉就好比吃蔬菜。」

飲泉雖然有益健康，但並非所有溫泉都能飲用，依溫泉水所含的成分，有些不能飲用；此外，也不能把溫泉水從當地帶回家飲用，因為其成分會發生變化，所以請在領有飲泉許可的溫泉地飲用。

但注意不要飲用過量，尤其是患糖尿病、心臟不好、血壓高、動脈硬化、胃腸差的人，更要格外注意，最好按醫師處方飲用較妥。

而且如果泡得太久，會大量流汗，如此一來血液變濃，不易在血管中流動，阻塞的結果，同樣會引起腦梗塞或心肌梗塞。為了避免發生這種危險，最好讓具有正常溫度感覺的年輕人先泡，調整一下熱水之後，再換老人泡。所謂「剛燒好的熱水有害」這句話，或許正含有這種意味吧！

不過，若先用水溫計測量，保持在適溫，並加溫浴室，再倒入含有礦物質成分、適量的沐浴劑，加以攪拌，如此，老人第一個洗就沒有關係了。此外，儘量避免讓老人單獨沐浴，最好和家中一位大人一起洗，以免發生意外事故。

此外，如果和小孫子或孩子一起洗，就必須長時間待在寒冷的浴室，有時還需要抱起孩子，或是配合動來動去的孩子，這些都會感到疲勞，因而最好避免。

逼孩子「泡過肩膀、數一百下才能出來」是錯誤的作法

以往在公共澡堂經常可見做父親的命令孩子，「過來，泡過肩膀身體才會暖和，數一百下就可以出去了」；此時，只見滿臉通紅的孩子，忍受著熱度，

快速數完一百下的可笑光景。

天下父母心，做父母的當然想讓孩子身體充分暖和，不致一離開澡堂就感到寒冷，其實卻犯了很大的錯誤。因為泡到滿頭大汗的程度，會為孩子的心臟帶來極大負擔，而且因腦部充血反而感到疲憊不堪，嚴重時甚至會引起脫水症狀，這就和孩子在炎陽下做戶外遊戲時，如果玩太久，會因中暑而引起脫水是一樣的。由此可知，勉強泡太久的澡是何其殘忍啊！

對孩子來說，泡澡泡過頸部時，就會感到痛苦，因為孩子和大人不同，骨骼尚未發育完成，因而會受到水壓很大的影響；此外，在大人感覺是剛好的水溫，對孩子則會太熱，以致使身體承受更大的刺激。戰前，父母親為訓練孩子耐熱，才強迫孩子這麼做，可是這對孩子的身體絕非好事。泡澡不同於一般運動，絕不能把這種刺激當成是一種訓練。

孩子坐在浴缸不必泡到肩膀，給他適當的玩具玩，半身浴就夠了，因為在浴缸玩一段時間後，下半身就暖和起來，接著全身也暖和。但不要讓他玩得入迷而泡太久，否則皮膚會變紅、冒汗。

如果看到這種情形，必須趕緊讓孩子出來，要不然就會因腦部充血而感到疲倦，孩子發生水分缺乏症是最可怕的，萬一碰到這種情形，立即給他喝水。做母親的通常會和孩子一起泡，做父親的如果因平時工作忙，也應該儘可能在假日和孩子一起泡澡，這也是親子溝通的機會，孩子會因此而洗得更開心。市面上最近有出售泡水也不會壞的畫冊、各種玩具等泡澡時玩的商品，不妨買來給孩子玩。

曾有一說，就是長大後為非做歹，或是性格凶殘的孩子，多半在幼年時期因某些理由，無法充分享受親情。因為和孩子一起沐浴，在肌膚接觸中，會令孩子感受到雙親的愛，家庭的幸福。

況且選擇適合孩子的沐浴方法，讓孩子不勉強的泡個快樂的澡，也就不會再討厭洗澡了。

對消除疲勞有效的淋浴方法

淋浴的優點是方便，不必等浴缸的水放滿，因此，假使沒有時間又想沖個澡，或是早晨上班前想清洗一番，淋浴可說再方便不過了。

我們受到不少西洋文化的恩惠，淋浴也是其中之一。日本人最方便的沐浴法，過去只有在大澡盆略為洗洗身體。

淋浴和泡澡不同，沒有水壓的影響，所以也不會感到呼吸困難；既然清潔身體，又能使身體暖和，實在是太方便了，以致有些人幾乎不泡澡，一年到頭都是採淋浴方式。而且，淋浴的刺激能讓肌膚感到舒服，如果使用得當，也可達到按摩身體的效果。譬如在洗淨身體之後，一手拿著淋浴水管，從腳尖到大腿，從指尖到肩膀來沖洗，所得到的效果和用毛刷刷洗是一樣的。

不過光是淋浴，無法使身心完全放鬆，這是其缺點，若要使精神上的壓力獲得紓解，最好每週泡澡二次。

淋浴時必須注意，不要突然淋太燙或太冷的水，因為這種衝擊不僅會為心臟帶來負擔，也會傷到皮膚。

剛開始可用比體溫稍高的三十八度左右的水，從手腳等身體的末端，像畫圓圈一樣，逐漸淋到身體中心部，淋完全身之後，再調高溫度到四十二度左右，然後淋到感到舒服，就可以結束了；如果是冬天，最後再用二十度左右的溫水迅速淋一遍，如此可使身體的毛孔收縮，在擦乾全身之後會感到暖和，可說

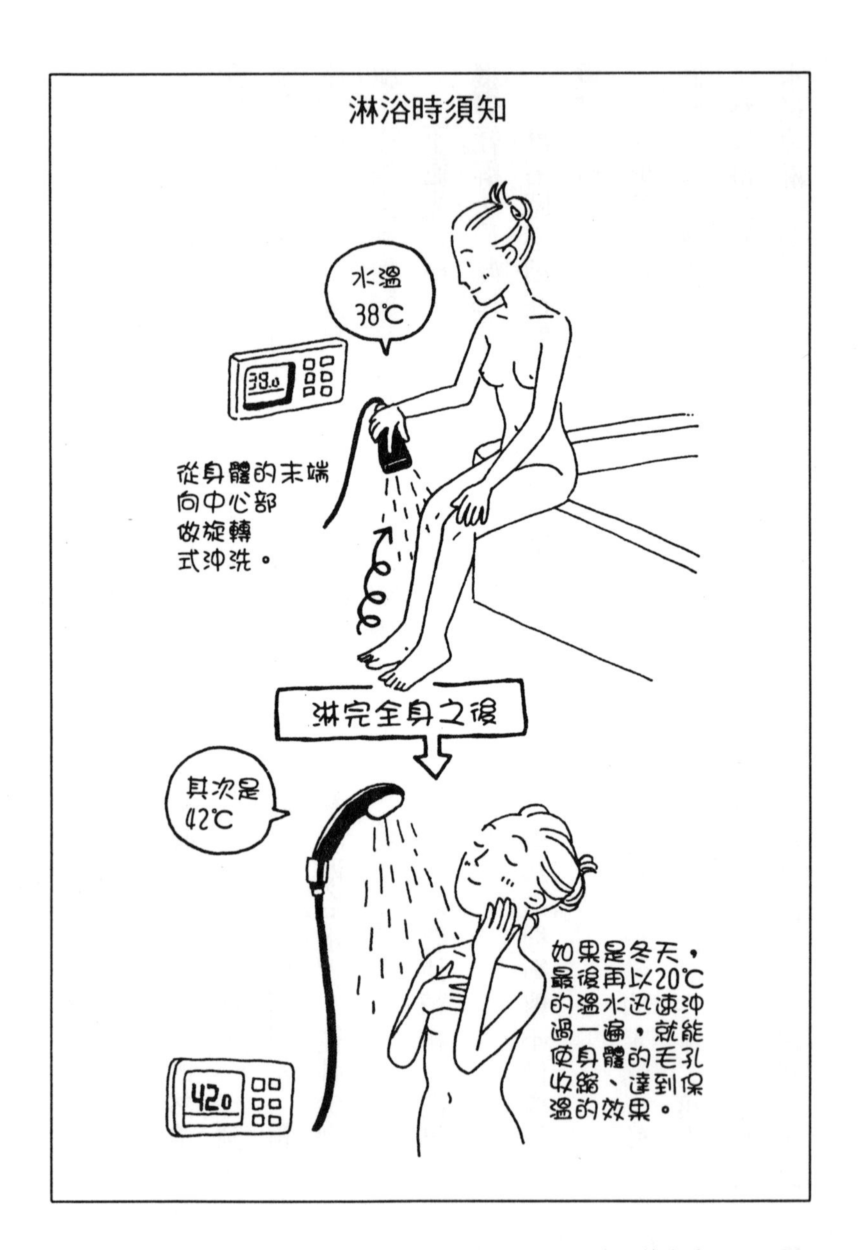
淋浴時須知
水溫
38℃
39.0
從身體的末端
向中心部
做旋轉
式沖洗。
淋完全身之後
其次是
42℃
42.0
如果是冬天，
最後再以20℃
的溫水迅速沖
過一遍，就能
使身體的毛孔
收縮、達到保
溫的效果。

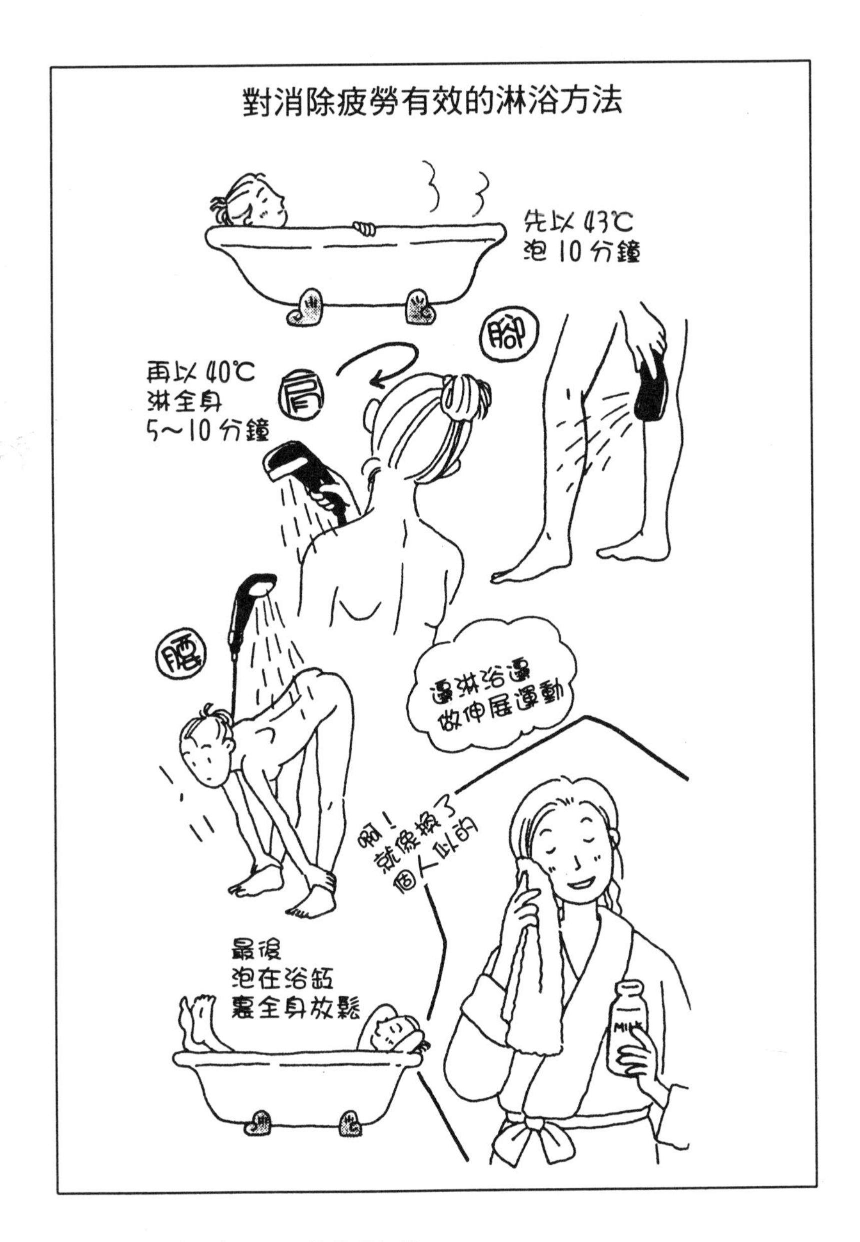
對消除疲勞有效的淋浴方法
先以43℃
泡10分鐘
腳
再以40℃
淋全身
5~10分鐘
肩
腰
邊淋浴邊
做伸展運動
啊！
就像換了
個人似的
最後
泡在浴缸
裏全身放鬆
MILK

具有保溫效果。

有關水注壓的強度，可依個人喜好調整，基本上使身體感到舒適為要，如果感到疼痛，即表示壓力過大。飯店等的水注壓相當強，可流出像針一般細的水柱，最好不要直接往臉上沖，以免傷到眼睛；此外，水柱也不要調得太細，某種程度即可。

如果純粹是為了按摩效果，水注壓就不能太弱，否則效果將減低，至少需要某種程度的強度。一般家庭若把水溫提高，壓力就會減弱，這時還是先考慮壓力。

淋浴的最大效果是能消除肉體的疲勞。方法是先泡四十三度左右的水十分鐘，再淋四十度左右的水，針對酸痛的肩、腰、腳等部分，各沖五～十分鐘，此時做旋轉頸部、腰向前彎曲的伸展運動。

近來市面售有新款淋浴用蓮蓬頭，不妨利用來改變浴室的氣氛，選擇能搭配浴缸的款式、顏色。

這些蓮蓬頭設有可以變換出水方式的開關，有的除一般出水之外，還可調整斷續放出漩渦狀的水，可用來按摩，也有可放出泡沫狀水，使肌膚感到柔和，更有在出水同時發出香味，這些變化讓人使用起來更過癮。

建議糖尿病或胃腸弱的人做「冷水浴法」

一提到淋浴，多數人認為是溫水，其實也有使用淋浴的冷水浴法，而且效果出奇的好。

皮膚有感受熱度的受容器（ruffini corpuscles）以及感受寒冷度的受容器（krause endbulb），有關數目，後者居多。

皮膚受寒冷刺激時，感受的受容器會興奮，而產生所謂的雞皮疙瘩。這是寒冷刺激到達溫熱中樞的視丘下部時，為防止體溫下降，稍微使皮膚的表面積變小，來抑制體溫的發散所致；此外，皮下的血管也縮小，減少血液的流量，以防止體溫的發散。

由此，出現因交感神經緊張的身體防衛反應，起雞皮疙瘩、皮膚變蒼白。反之，淋四十二度以上熱水時亦同，一開始淋浴時，刺激寒冷受容器，交感神經緊張而起雞皮疙瘩。

淋冷水浴的方法，首先把水溫調到接近體溫的三十七度左右，淋過全身之後，再降低到三十度左右來淋，然後再降到二十五度左右，慢慢降低下去，最後以十八～二十度的水溫淋二十～三十秒。

因為一開始突然淋冷水的話，會使血壓急遽上升，對健康不好，而且附著在皮膚的污垢也會因皮膚表面瞬間的收縮，同時被吸進毛孔，反而洗不乾淨，甚至有引起皮膚炎的情形。

依這種冷水浴的淋法，會產生如下的生理作用：

①胃液的分泌增加，使胃腸的功能變得活潑。

②呼吸量增加、血壓上升、肌肉或肝臟的代謝機能變活潑。由此可消除疲勞、提高肌力，使皮膚具有彈性。

③血管收縮，之後副次性擴張，使血流再次增加，可以鍛鍊血管，此外，提高全身的興奮作用，使心理緊張、恢復元氣。

以下介紹一則冷水浴的例子：大分縣的久住山山麓，有一處名為「寒之地獄」的特殊溫泉，這兒的溫泉只有十三度，因此與其說是溫泉，不如說是冷泉。每年一到夏季，大量湧入浴客，因為泡這種冷泉，身體會變得非常好。

泉質是單純硫化氫泉（硫黃泉），但效果並不在於受到這種泉質的影響，而是受到一定期間（約二週）的寒冷刺激，使身體轉好，亦即冷水浴的效果。

九州大學名譽教授辻秀男，就曾對住在此地二週的五名糖尿病患，進行各種調查，結果發現病情減輕，身體狀況也改善許多。運動對糖尿病很重要，而冷水浴或許能達到和運動一樣效果。這說明了冷水浴與運動雖然是完全不同的刺激，但身體卻有不同的反應，亦即並非特殊刺激帶來的效果。不過，有高血壓症、心臟等合併症的人要注意。

由此可知，冷水浴的效果也不容忽視。諸如胃腸功能弱、頭腦昏沈沈、沒有活力時，不妨勇敢向冷水浴挑戰，或許會意外發現適合自己的身體。

利用浮力的放鬆沐浴術

身體泡在水中時，體重會變輕。踏進裝滿水的浴缸時，自己身體體積分的水就會溢出，而發現這種溢出分水的重量，就是體重減輕分的是古希臘數學家、物理學家阿基米德，而且這就是浮力。

據說他是在浴缸泡澡時想到所謂的「阿基米德原理」，由此看來，所謂「浴室是思索的空間」一說，也不會太誇張吧！

究竟什麼是浮力？不知各位是否還記得學校教的課，為提醒已不記得的人，以下簡單說明。

譬如體重六十公斤的人泡到頸部時，計算其體重約六・一公斤，如果是七十公斤的人，就變成六・八公斤，亦即大約是原體重的十分之一。

泡在浴缸中有放鬆的感覺，其實和這種浮力有密切關係。受到靜水壓的壓迫，多少會感到有些吃力，但由於受到浮力，使體重極端變輕，這是因為從平時的重力獲得解放，心理上感到放鬆所致。所以有關這點，淋浴的放鬆感可說差了一點。

如果是西式浴缸，有足夠的空間伸直雙腿，就可利用浮力來放鬆身心。此時，可放滿四十度左右的水，把浴缸另一頭當做枕頭，頸子架在上面，以此為支撐，慢慢伸展全身，正好是仰臥浮在水面的要領；但頭部要固定在浴缸的邊緣，否則滑下去就會有危險，可以用雙腳抵住另一頭浴缸壁，或是雙手抓住浴缸兩側邊緣。

這種姿勢使胸部接近水面，因而幾乎不會感受到水壓減少，對肺或心臟的負擔，可謂對身體溫和的沐浴方法，建議尤其是高齡者或體弱多病的人採用這種沐浴方式。如果浴缸是不鏽鋼或大理石製時，可以買一個木製「洗澡用枕」，就不會感到冰涼了，此時把木枕放在浴缸的邊緣，頭部固定在其凹處即可。

在浴缸內做輕微的運動，對培養肌力有效

泡在水中時的體重會變成原來的十分之一，因此身體活動起來自然也容易得多。此時不妨活動身體各部位，做輕微的運動或按摩均有效；而且由於和在空氣中活動不同，多了水中的粘稠度或摩擦、抵抗性等，也可增加肌力。

事實上，醫院等也用來做為神經麻痺或肌力衰弱、引起運動機能障礙等患者的復健；此外，賽馬骨折時的療養，也是採取讓馬在溫水泳池游泳的作法，待衰弱的肌肉恢復之後，再重返戰場。

因此，男性若想彌補平時運動不足，可利用這種方式，活動身體部位；至於女性，也可做各種嘗試，達到輕微運動或塑身的目的。這些運動都是在做溫

溫泉沐浴法⑤ 溫泉什麼時候可以飲用、什麼時候不要飲用

飲用溫泉水時，因其成分也而有不同的效果，也有人不適合飲用。

食鹽泉對消化器官有效，它可促進胃液的分泌、胃腸的蠕動，因而多半以「胃腸湯」而聞名。

重碳酸泉可中和胃酸、提高胃的蠕動，因而對慢性胃炎有效；此外，對肝臟、胰臟、膽石、糖尿病等，也有不錯的效果，在歐洲稱為「肝臟湯」。

碳酸泉是碳酸水，因此能像可樂或汽水等冷飲來飲用。它能促進胃腸的蠕動、水分的吸收，因此對增進食慾、胃弱、便祕有效。

食鹽泉、重碳酸鈉泉、碳酸泉，適合在早晨空腹時與晚餐前飲用，喝完三十分鐘到一小時後再進食。

放射能泉可利尿，對高尿酸血症、痛風等有效；另外，對糖尿病、神經痛、肌肉痛、關節痛等也有不錯的效果。在餐後飲用較好，如

此身體可慢慢吸收氡、鈓。

含鐵的碳酸鐵泉，綠礬泉，對貧血尤其有效，它可促進胃酸的分泌，容易吸收血液不可或缺的鐵分。在餐後，食物還在胃裏時飲用較好，如果空腹時飲用，會刺激胃腸的粘膜，引起胃腸不適，最好避免。此外，飲用鐵泉之後，避免立刻喝茶、紅茶、咖啡等，因為茶的成分與鐵會發生反應，使牙齒變黑。

硫黃泉可促進腸的蠕動，對便秘有效，另外對糖尿病也有效，但由於刺激強，不適合體弱多病、年紀大的人。

有時依症狀，也不能飲用溫泉水。例如，有下痢傾向的人，避免喝碳酸泉、硫黃泉、硫酸鹽泉，因為反而會引起下痢。

一般來說，食鹽泉也不適合有浮腫的人。對有腎臟病、高血壓等的人來說，就如同喝鹽水一樣，反而使病情惡化。此外，甲狀腺異常的人也不能喝含碘的溫泉。

只要配合自己的症狀，適量飲用，飲泉效果必能發揮到極限。

水的半身浴時進行，因為如果水太燙，會使人頭暈腦脹。

男性可在水中做握拳、放開的動作一百下，速度愈快愈好，因為有水的抵抗，可培養肌力；也可雙手在胸前合掌，張開手肘，互相用力推，有節奏的數二十下，其次把雙手手指在胸前如列車的連接器一樣勾住，從反方向互相用力拉，同樣做二十下，反覆做這些相反動作共計一百二十下。

此外，把雙手放在輕輕彎曲的雙膝內側，雙腿合起來的同時，用手拉開腿，有節奏的做十下；反之，把雙手抵雙膝外側，這次是打開雙腿、合攏雙手，同樣做十下，反覆共做六十下。

之後，雙手用力擰毛巾，保持姿勢六秒，這種擰毛巾訓練法，女性在清掃時經常會做這個動作，男性大概就沒有這個機會，所以特別建議，因為常使用手也能防止老化。

運動方法很多，不妨自己研究一番；例如旋轉腳踝，把腳趾迅速向內彎曲，或是反覆站立、蹲下，或用腳尖站立。

另外，按摩、指壓身體的穴道也會讓人感到舒服，尤其是手心或腳底，密布和內臟有關的穴道。用手指用力壓腳心，可消除腳部的疲勞，而耳朵有去寒的穴道，可按摩整個耳朵或是耳根。

若想正確刺激穴道，可參閱指壓書籍，找出穴道的位置。基本上，用手指壓下去時感覺有點痛或是刺激的地方就是穴道的位置，以稍微忍耐一點疼痛的舒適程度，來指壓或按摩這些部位。

在半身浴時做這些動作，二十～三十分鐘一下就過去了。記住這是在做溫水半身浴時進行，太燙的水就不適合。

有關女性的塑身訓練，在目的別沐浴健康法的減肥項另有詳細介紹。

防止「腦部充血」或「貧血」的沐浴法

任職貿易公司的某年輕女性，曾向我請教：

「我是低血壓又有虛冷症，泡澡時很容易腦部充血，前不久還發生起身時暈眩的情形，不知有什麼更好的方法？」

對「腦部充血」與「起身時暈眩」這二種症狀，可能許多人還弄不清楚，無從分辨，其實在醫學上是完全不同的類型。前者是譬如泡熱水澡太久，熱的血液大量循環腦中，而感到頭暈的狀態。

但起身時暈眩，是在泡澡時，血液循環到皮膚，使腦中的循環血液量減少，此時如果突然站起來走出浴缸，由於迅速從溫度與水壓獲得解放，使腦中減少的血液又流到皮膚，變成更少的狀態，因而引起腦貧血。引起腦貧血時，眼前會一片漆黑，有時甚至會暈倒，萬一倒在浴室就很危險。

聽到她的沐浴方法，由於有虛冷症，而認為要讓身體更暖和，於是忍耐泡較燙的水很久，加上孩童時期雙親告知的一句話「泡過肩膀，數五十下」，現在成為下意識的習慣。

父母親在不知情下錯誤的教導，會一直影響這個孩子，不禁令人感到從小教育或教養是何其重要。

我告訴她過去的沐浴方法是錯誤的，並說明正確方法，同時建議如下防止腦部充血或貧血的方法。

如果感到腦部充血時，就不要泡到頸部或肩部，而做低水位的半身浴，或是加冷水降低水溫，打開門窗換氣。基本上，泡澡泡到腦部充血是不對的。

至於如何防止腦貧血。可在踏出浴缸前，先將雙手泡在冷水中十秒，或是

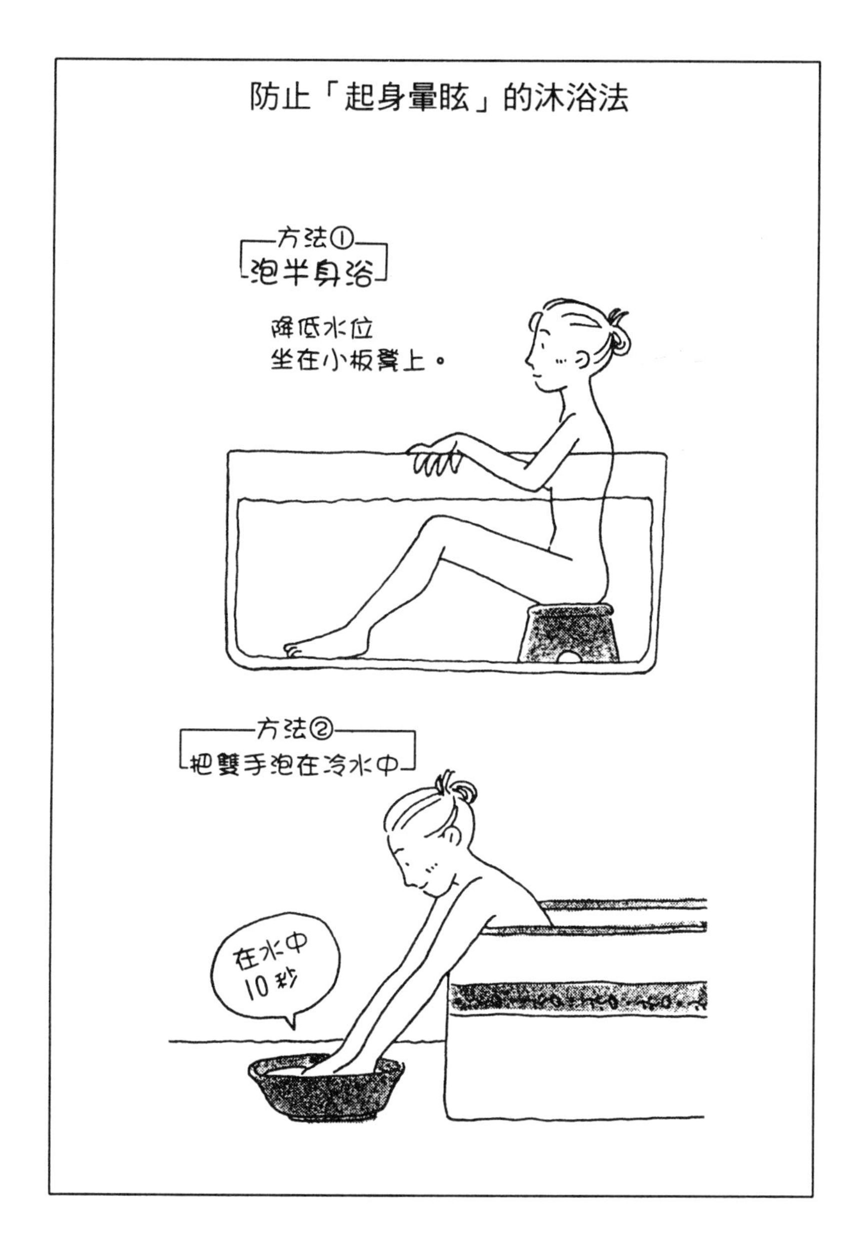
防止「起身暈眩」的沐浴法
方法①
泡半身浴
降低水位
坐在小板凳上。
方法②
把雙手泡在冷水中
在水中
10秒

用蓮蓬頭在雙手沖冷水；如此一來，手部皮膚因反射而收縮，使血液流回腦中，此時再慢慢站起來，就不會發生起身時暈眩了。

覺得「感冒前兆」時嚴禁泡澡

覺得有感冒前兆時，有人會猶豫該不該泡澡，有時因為症狀很輕，而認為大概沒關係吧！……於是就泡澡，但其實這樣很危險。

過去常說：「如果覺得感冒時，就趕緊泡熱水澡，並趁身體還未冷卻下來時，喝蛋酒、鑽進被窩。」這種過去的治病土法，是先人為了應付單純氣溫下降所引起的傷風，而產生的智慧。

然而現代的感冒，多半是感染病毒所引起的惡質感冒，故並不適用。如果泡澡，反會使細菌擴及全身，一下子惡化。

感冒的症狀不一，其中也有類似感冒但卻非感冒的症狀，譬如花粉或鼻炎，如果原因明確，知道不是感冒，泡澡就不要緊。

但如果感覺鼻子不舒服、流鼻水，同時有喉嚨痛、惡寒、打噴嚏、肚子痛等症狀時，就絕不能泡澡，淋浴也不行。因為不清楚是不是病毒流行性感冒，更不了解之後還會引起何種症狀。

常說感冒是萬病之源，因為可能由此引起肺炎，更無法得知會引發何種疾病，所以一有感冒前兆時就要特別留意。那麼該怎麼做呢？首先，三天不要洗澡，三天過後如果沒有發燒，就可以洗澡，或是等感冒三天燒退了之後再洗。總之，發燒時不能洗澡，退燒之後再洗，才能早日痊癒。

此時不要泡太燙的水，差不多四十～四十二度左右，讓身體內部暖和起來，然後早一點上床睡覺。

有些人說，感冒時泡熱一點的水、流汗才好，但這是不對的。因為如果是感染細菌或病毒，身體的白血球為殺死這些細菌，會使身體的免疫機能亢進，體溫上升，待細菌或病毒死亡之後，免疫機能才會恢復正常，體溫下降。這種作用會依體溫調節中樞的功能，每次設定體溫的基準值，此時如果身體發燒，會出汗來散熱。因此，泡熱水澡時的出汗，和因免疫機構調節體溫的出汗，是完全不同的作用。

而且最近流行的感冒症狀，和以往大不相同，有時會伴隨激烈的腹痛，或突然發高燒，這些都不能視為單純感冒，最好先去醫院做個診療，並記住，三天不要洗澡。

沐浴中若感到口渴或有尿急時，不要勉強忍著

泡澡有時會引起尿意，但有些人總以為大概是個人的習慣，其實這是任何人都會產生的生理現象，所以不要擔心；此外，年幼的孩子在泡澡時，也常會喊著「媽媽，我想尿尿」，這是正常的，所以不要急忙指責。

為何泡澡時容易引起尿意呢？這是身體暖和之後，促進腎臟的血液流動所致；一旦腎臟的功能變活潑，也影響到連接的膀胱，因而想排尿。

此時如果勉強忍耐，對身體並不好，因為會為膀胱加上負擔。如果浴室和廁所是分開來的，可在排水口附近解決，再用水沖去，或是邊淋浴邊排尿；因為如果在走出浴室到廁所，身體可能會著涼而感冒。

當然絕不能尿在浴缸內，尤其要教導年幼的孩子，否則萬一那天去到公共澡堂也習慣這麼做的話，那多麼不衛生。

另一方面，泡澡時因為會出汗，所以有時也會感到口渴，尤其是泡長時間的半身浴，身體相當的水分會以出汗方式排出，此時可等泡完再立即補充水分，礦泉水、果汁、啤酒均可，但最好是喝茶等溫和的飲料。萬一孩子吵著口渴，在泡澡中給他喝也無所謂，但最好不要喝剛從冰箱取出的冷飲（四～五度），可能會引起腹痛；此外，有些人突然喝冰牛奶也會引起下痢，故要注意。最好是在沐浴前，先從冰箱取出放置一會兒再喝較好；一般而言，對身體較好的飲料溫度是十四～十五度。

腳瘦或浮腫時，「泡腳」較為方便

因工作或突然有事外出，比平時多走三倍左右的路時，除身體會疲勞外，腳部也會發瘦或浮腫，此時若回家後再來燒熱水泡澡，又會覺得麻煩，只想趕緊上床睡覺，但腳瘦還是難以忍受……，這種經驗大概每個人都有過。

此時最方便的作法就是「泡腳」。只要燒一點熱水，倒進較深的水桶，再加一些冷水，把溫度調整到比泡半身浴稍高的四十三度，旁邊放一個熱水瓶備用，然後泡膝蓋以下的部分。此時，上半身當然穿著衣服，因此相當簡便，只需搬一搬水桶、熱水瓶，所以任何地方都能做。

泡腳時，不要靜靜不動，最好做做踏腳或張開、併攏腳趾等各種動作，如此才能促進靜脈血液的流動，消除腳部的痠痛，對腿部有靜脈瘤的人也有效。

在寒冬季節自外返家時，常有身體感到暖和，但唯獨雙腳冰冷的情形。此時如果不想立即泡澡，可以試試泡腳，應該很快就感到舒服。

泡一會兒後水溫會下降，此時就加入熱水瓶的熱水，這次可將水溫調高到四十四～四十五度，這是全身浴無法泡的高溫，但只泡腳應該沒問題。

此外，女性在生理痛時，原則上也要避免泡澡，但如果症狀嚴重，泡腳倒是可以緩和疼痛。此時，先泡四十二～四十三度的水，再逐漸加熱水到四十四～四十五度，時間依個人喜好，但約莫十～二十分鐘。

泡完之後用乾毛巾擦乾雙腳，如果為了去寒保溫，可穿上長襪或較厚的短襪，甚至穿二雙亦可。總之，不論在什麼情況下，都以「頭寒腳熱」為基本，此外，如果腳部嚴重浮腫或疲勞，睡前可在腳心或阿基里斯腱、小腿肚等處貼上藥布，第二天起床起，差不多可完全消失。

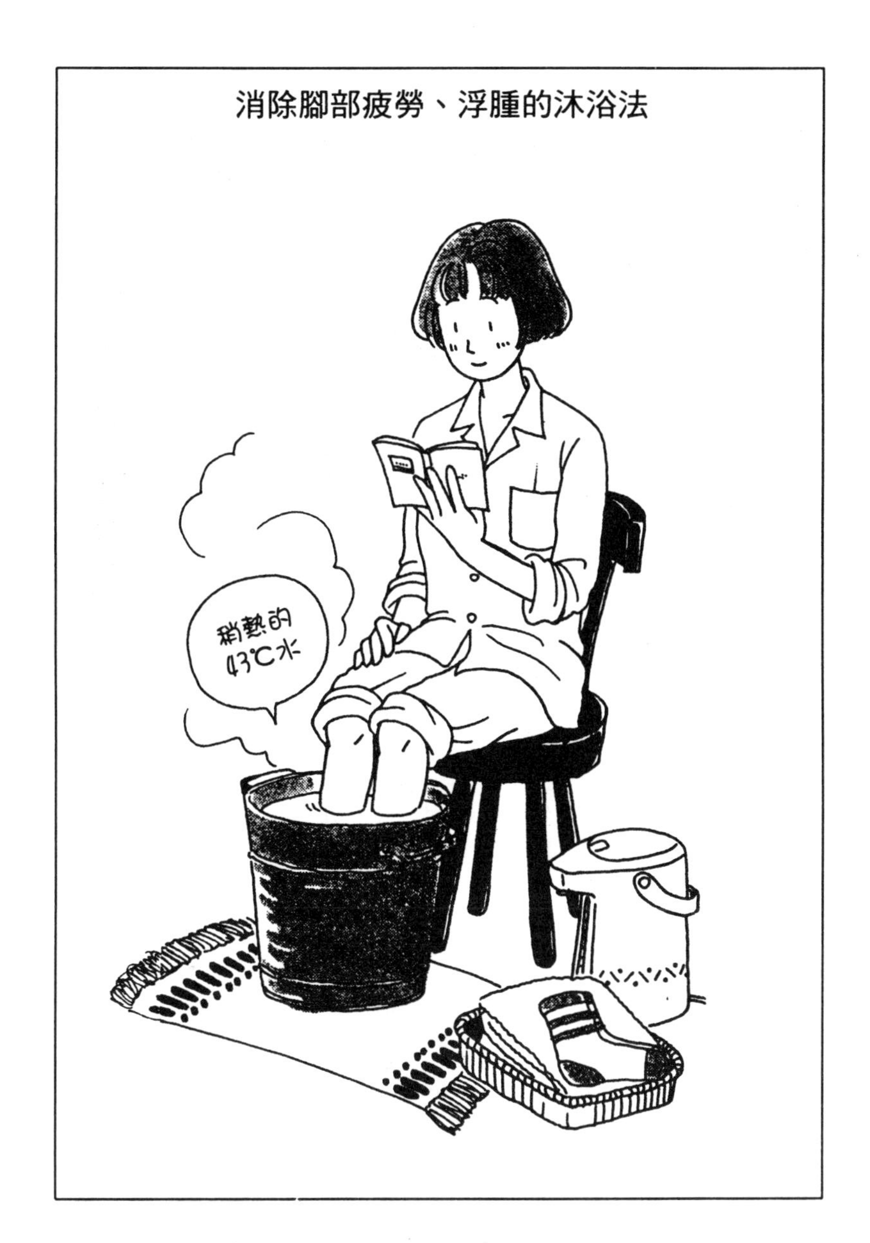

消除腳部疲勞、浮腫的沐浴法

(3) 享受泡澡之樂的方法

只要動動腦，沐浴的時間會更加快樂

泡澡能使身心充分獲得解放，早晨起床時或上班前淋熱水浴又另當別論，結束一天工作後的沐浴時間，可說是一整天放鬆的最重要時間；此時，什麼事都不做或冥想，也不失一種好方法，但何妨做些自己喜歡的事，快樂度過這段時間呢？

據某項問卷調查結果顯示：女性在泡澡中最愛做的事是聽ＣＤ（圖６）。放鬆心情聽喜愛的音樂，確實能使心情愉快；其次是活動身體來達到塑身的目的，或是提高身體機能的訓練，接下來依序是聽收音機、按摩、喝茶、喝咖啡等等……。

如果要聽ＣＤ，至少需做好某些準備，因為目前市面上尚未出售具有防水功能的攜帶式或ＣＤ唱盤。浴室內充滿蒸氣，不適合使用金屬零件的音響製品

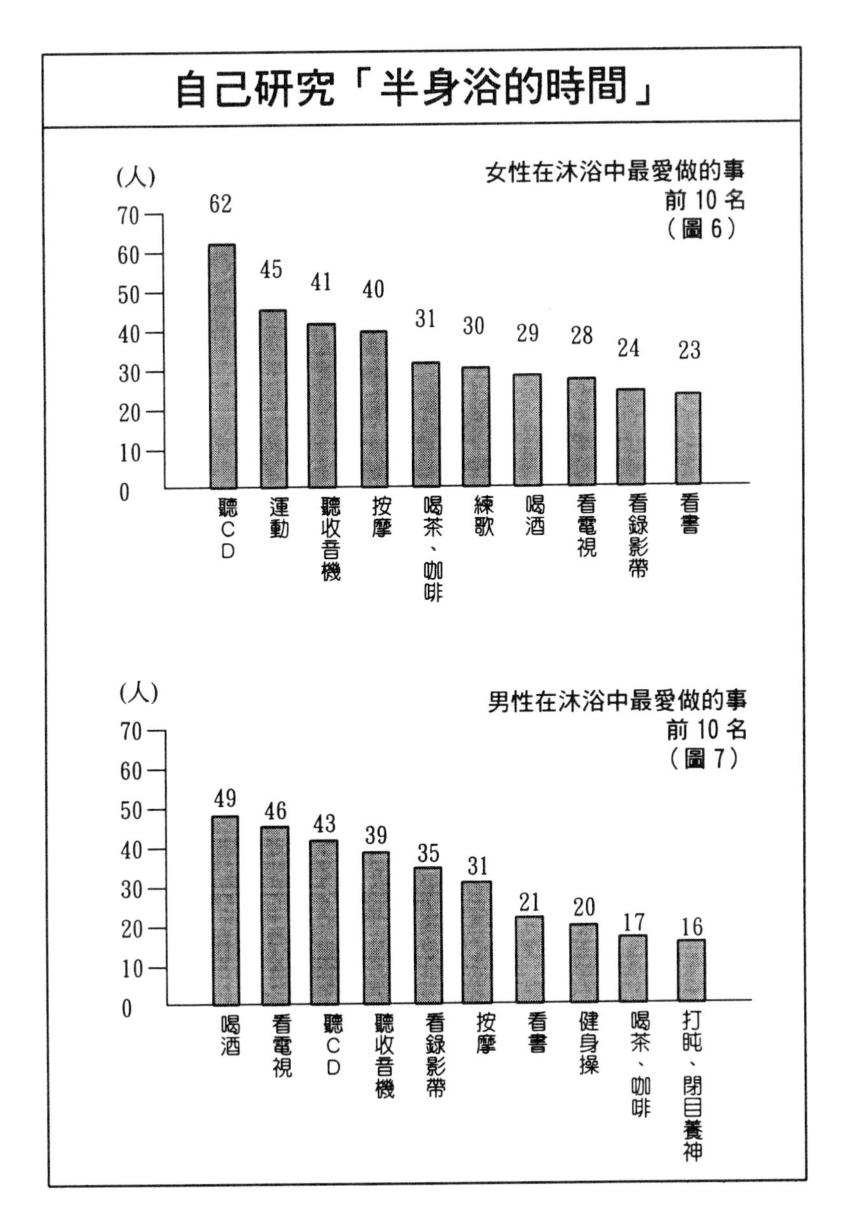
自己研究「半身浴的時間」
(人)
女性在沐浴中最愛做的事
前 10 名
(圖 6)
70
60
50
40
30
20
10
0
62
45
41
40
31
30
29
28
24
23
聽CD
運動
聽收音機
按摩
喝茶、咖啡
練歌
喝酒
看電視
看錄影帶
看書
(人)
男性在沐浴中最愛做的事
前 10 名
(圖 7)
70
60
50
40
30
20
10
0
49
46
43
39
35
31
21
20
17
16
喝酒
看電視
聽CD
聽收音機
看錄影帶
按摩
看書
健身操
喝茶、咖啡
打盹、閉目養神

，況且手多半是濕的，如果以濕手觸摸耳機或開關，就容易造成故障。

但也可採用變通的方法，譬如桌上用的小型ＣＤ唱盤，萬一浴室沒有插座，裝上乾電池即可。最好用大型塑膠袋（軟質的）包住機器密封起來，但事先設定好的再帶進浴室，放在架子上，如果沒有放置的地方，也可放在浴缸的蓋子上，但不可隨手放置，以免塑膠袋破裂進水；因為事先已設定好，故只需隔著塑膠袋按下開關即可，音量的調整亦同，此時如果塑膠袋太硬，就很難操作自如。

至於男性，排名第一的是喝酒（圖7）。我們常在電視等看到邊泡溫泉、邊喝放在飄浮在木盤上酒壺的酒的畫面，凡是愛酒的人，一定不會放過這種享受樂趣的機會。

只要身體健康，這麼做應該沒問題，家人也不必擔心會愈喝愈多，因為在浴室中不可能喝過量，過過癮也就夠了；此時，不妨選擇芳香的白蘭地小酌一番。

如果感到肚子餓，也可吃些簡食，不要給胃帶來太大負擔，因為此時血液循環到皮膚，並未集中在胃，吃太多反而會引起消化不良。

排名第二的是看電視，接著依序是聽CD、聽收音機、看錄影帶。此時選擇攜帶式電視較好，同樣是裝入塑膠袋裏；邊泡澡、邊喝點小酒，觀看職棒大賽，可說是最簡便享受「天堂之樂」。

此外，也可聽相聲或英語會話的錄音帶等各種方法。在過去，如果花太長時間泡澡，多半會受到責怪「怎麼泡那麼久……」，但時代已經改變，現在的沐浴時間可謂最佳鬆弛身心的時間了。

沐浴後儘快以乾毛巾擦乾身上的水滴

從浴缸出來，走出浴室時，外面的涼爽空氣會令人感到舒服，因此有人在未充分擦乾身體的狀況下，就因口渴而直接走到冰箱、取出啤酒來喝，享受片刻小小的樂趣。

事實上，沐浴後輕鬆一下也是應該，因為這和跑完一千公尺是相同的狀態，但即使心情愉快，身體也因消耗能量而疲倦，故最好先安靜休息一會兒，再來喝飲料、補充水分。

只不過當身上仍留有水滴時，水滴的蒸發會使體溫散去（氣化熱）而感到寒冷，所以最好以乾的大浴巾迅速擦乾身上的水滴。

穿上浴袍也是不錯的方法。如果是用擦乾的濕毛巾來擦，細小的水滴仍會留在皮膚的細縫，可能因此而受涼，故一定要用乾毛巾來擦。

如果不是泡很燙的熱水而是溫水，浴後只要把身上的水滴擦乾、穿上衣服，身體也同樣能保持暖和。泡太燙的水，使皮膚變紅、出汗，反倒容易受涼。

皮膚之所以會變紅，是因為皮膚血管擴張，血液集中在皮膚的表面所致，當皮膚接觸空氣時，熱會在空氣中發散，身體的熱便會散去，而且愈出汗愈容易蒸發，使體溫下降，因而受涼。尤其在冬天，多半想泡較燙的水來使身體暖和，但如果水太燙，泡完後身體的溫度下降也快，因此必須注意。在這種情形下，只要泡溫水的半身浴久一點，就沒有這種顧慮。

也有在以乾毛巾擦乾身體、穿上衣服，並用吹風機吹乾頭髮後，身體再出汗而弄濕內衣的情形；此時一定要換上乾的內衣，如果因流汗感到不舒服的話，可用和體溫差不多的水溫再淋一次浴。

這麼說來，浴袍可說最為方便，因為浴後即使流再多的汗，也會被浴袍吸收，此時等待不再流汗時再換上衣服即可，如果想上床睡覺，再換上睡衣。

洗髮後一定要用吹風機充分吹乾，如果濕濕的去睡覺，在睡眠中，濕的頭髮會蒸發水分，身體便會流失大量的氣化熱，可能因此感冒。

沐浴後，充分休息三十～六十分鐘，最好躺下來，此時可以邊喝啤酒、邊看電視或聽音樂，待身心稍微穩定下來再就寢。

若要保持美麗肌膚，最好持續做半身浴

溫水的半身浴有改善虛冷症、皮膚的狀態，以及身裁容易變苗條的效果。在此所謂皮膚的狀態，是指如果泡四十二度以上的熱水，會使附在皮膚表面的皮脂脫落，而變得粗糙。

因此，特別建議女性，儘可能每天做半身浴較有效果。有些女性如果有幼小的孩子，沒有充分時間沐浴的話，也不需勉強，每週泡一次也行，雖說太少，但總比不做好，重要的是持之以恆。講到持之以恆，就非得心情愉快不可，因此不妨加入芳香的沐浴劑，或是準備桌上用的CD唱盤等來增添氣氛。

要不，也可換一種心情，和孩子一起做半身浴，讓孩子站在浴缸中，自己則坐在浴缸中的小板凳上，一起玩著能飄浮的玩具或拼圖，孩子會開心不已；最近有虛冷症的孩子愈來愈多，所以這種方式可謂一舉兩得。

某位職業婦女曾向我表示「我嘗試做半身浴，可是上半身覺得好冷……」。的確，在冬天，即使浴室因蒸氣而暖和，但也不可能很暖和，以致上半身感到寒冷，不過只要體內暖和到某種程度時，就不會感到冷，但如果在此之前先從頭部淋熱水，當附在上半身的水分蒸發、氣化熱散去時，當然會感到寒冷。

此時，可以增高水到肩部，亦即併用全身浴，或是用手舀水淋在肩上。

也可以在進入浴缸前，只在下半身沖熱水，上半身保持乾燥，然後靜靜保持半身浴的狀態，並在肩上披乾毛巾，如此就可禦寒；待溫暖的下半身血液循環全身，上半身也會感到暖和，此時會發現汗從毛孔慢慢滲出，如果覺得太熱，就拿掉毛巾。

如此泡上二十分鐘，再走出浴缸、洗髮、洗身體，不過臉在泡澡前就要先洗淨，因為如果臉上帶著化粧品或污垢來泡澡，會使毛細孔阻塞，反而很難洗淨汗或污垢。

毛巾是「半身浴」的必須品

對流使
體溫發散
上半身
好冷哦！
這樣就沒問題了！
上半身不要沾
水，把乾毛巾
披在肩上。
MILK

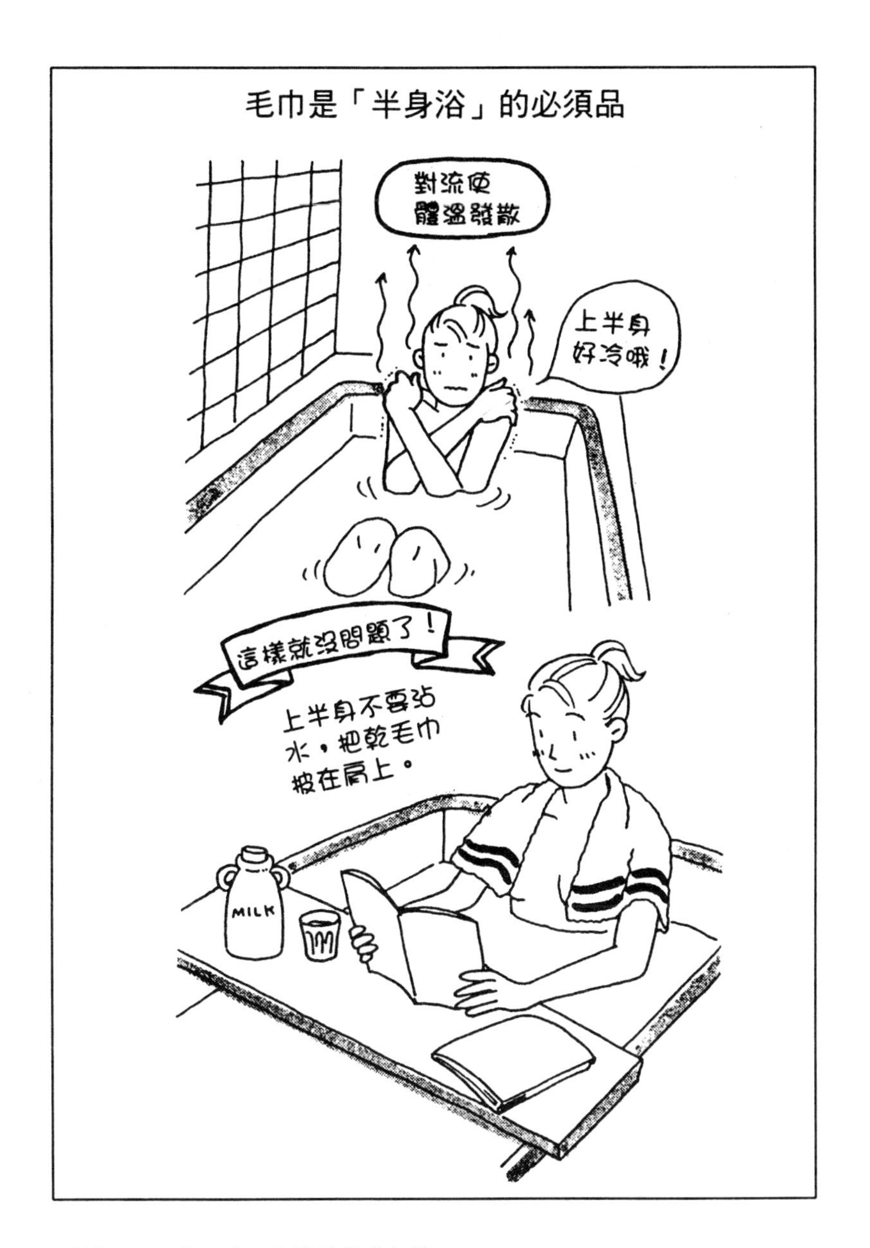

外國人的沐浴方式也是一種半身浴

人有時雖然很想改善一下生活習慣，但做起來卻很難，這是因為許多習慣是從小養成所致。

以下介紹一則笑話。目前日本的廁所雖已逐漸改用西式的馬桶，但在一九五〇年左右，許多人因從小到大，生平第一次使用西式馬桶，不習慣坐著排便，最後只好蹲在上面才順利解決。

但一旦習慣西式馬桶之後，因身體的負擔減少、輕鬆許多，反倒不能適應日式的馬桶，所以目前一般家庭多半已改用西式馬桶。

從這種觀點而言，似乎也有必要重估沐浴的方式。歐美人的沐浴方法首先是淋浴，相當於日本人用臉盆舀水沖洗，然後再在浴缸中放溫水，此時在水龍頭的下方放置沐浴劑，由此在放水的同時可產生許多泡沫，並發出香味，這種沐浴劑日本也有進口，可在百貨公司買到。

然後泡在充滿泡沫的浴缸中，全身放鬆，用海棉輕輕擦洗身體，不似日本

溫泉沐浴法⑥　溫泉不能帶回家使用

日本各地有不少所謂的「名水」，可讓人自由汲取帶回家飲用。那麼溫泉水是否也能帶回家飲用，達到同樣的效果呢？

從結論來說，溫泉水如果帶回家，就沒效了。

首先，含在溫泉水的成分時時刻刻發生變化，隨著時間的經過，本來的效果也逐漸喪失。因為雖然同為溫泉，有些溫泉會因地點、成分的溶出而變色，所以即使把溫泉水帶回家，也不要期望其原來的效果，不論是浴用、飲用，均沒有用。

而且還可能因其所含的成分，傷害到鍋爐。譬如把溫泉水加入鍋爐，不僅不能享受到溫泉的感覺，反而會使鍋爐很快生鏽。

所以，溫泉只限在當地享受，要不也可購買市面出售的「溫泉素」來充當一下。

人一樣用力搓洗；一段時間過後，走出浴缸，再以蓮蓬頭沖去泡沫，同時洗頭髮。

這種方法基本上接近半身浴，因為泡的時間較長，而且浴缸是西式的、較淺，不會為心臟或肺帶來太大負擔。加上不用肥皂用力搓洗身體，所以皮膚也不會粗糙，稱得上是合理的沐浴法。

有時不妨在家模仿這種西式沐浴法，只需準備會起泡的沐浴劑，或許會意外地養成習慣也說不定哦！

依季節來享受不同的沐浴方式

任職某醫院的A小姐，身材嬌小、苗條、皮膚白皙，但膚質是屬乾性、不太出油，而且血壓稍低，有虛冷症，聽說不太流汗。

據她所說，冬天三天才沐浴一次。可能是因為血壓低，提不起勁每天沐浴，加上不是油性皮膚，冬天不覺得身上不乾淨；春天或秋天則是二天洗一次，夏天因為炎熱，所以每天洗，但不是泡澡，而是淋浴。

壞。

沐浴的方式因每個人的習慣而異，這種方式當然也無所謂，沒有所謂的好

但還是儘量每天洗澡比較清潔，而且也能促進血液的循環，有益健康，並為皮膚帶來濕氣。

尤其近來罹患花粉症的人愈來愈多，每到春、秋季，花粉四處飛散，外出時會沾在頭髮上，因此必須洗乾淨。

人體有所謂原抗體反應的機能，當接觸外部某些物質（抗原）時，體內會產生抗體來對抗，如果反應過度，就是過敏性，花粉症也是其中之一。

有些人過去沒有反應，但也許某天突然出現花粉症的症狀。由於長期吸入花粉，引起過度的抗體反應，這就如同沒關緊水龍頭，水一滴滴的往下流，待發現時，早已滴滿整缸的情形。

外出返家後，如果不洗頭髮，家裏就會變成經常存在花粉的狀態，所以若是症狀嚴重的人，在進家門前，先將衣服上的花粉抖掉，然後儘可能立即沖溫水浴，並洗髮。

也有和A小姐相反，喜歡沐浴的人，譬如屬於油性而容易流汗，這種人有

的會在早、中、晚各洗一次。但即使再喜歡洗澡，也不可過度，每天最多洗三次為宜，否則就會因體力過度消耗而引起洗澡疲勞。

時下寬敞舒適的公共澡堂備受矚目

許久前曾流行一首名為「神田川」的歌，歌詞是描寫一對同居的戀人，一起去街上公共澡堂的情景。但近來因一般公寓多半有浴室設備，使公共澡堂有逐漸沒落的趨勢，或許不久將成為歷史名詞，真令人有些惋惜。

其實公共澡堂是意想不到的好地方，如果住家附近有，不妨每週去一次、善加利用一番。如此，既可省去燒水以及把水倒進浴缸的麻煩，洗完也不必清潔，可說再方便不過了。

而且在大型的浴缸中，可充分伸展身體，享受和家中狹窄浴缸截然不同的解放感，熱水也供應充分，泡一泡出來活動一下身體，再下去泡。

最近有的公共澡堂在浴缸底部裝有可冒出氣泡的噴水設備，或是自側面噴出加壓溫水的噴射式設備，這樣不僅能使身體更加暖和，對腰痛或肩痠確實也有效果。

在走出浴缸後，可在更衣室的大鏡子前照照自己的身材，看看小腹有沒有突出或是瘦一點，或許還能因此發現過去沒有的黑斑，或是某部位長出疙瘩什麼的，或更早期發現成人病，這些都是在家中沒辦法做的。

況且也可能碰到鄰居，藉此機會閒話家常，聯絡一下感情。因為大家等於是祖裎相見，一旦平時有這種溝通，萬一遇到什麼大事，也能彼此幫忙。

以往鄰里的人就是採用這種方式溝通。住在日本，難保那天會發生大地震，所以應該格外珍惜和鄰居之間的交往，常言道：遠親不如近鄰。

最近出現所謂的超級公共澡堂，由於附帶大規模的娛樂設備，故相當受到歡迎，不妨帶著孩子一起前往，也是一種享受。

在公共澡堂應該注意的事項

有些人認為「公共澡堂裏什麼樣的人都有，似乎不太衛生」，擔心是否會傳染到別人的皮膚病等疾病。但這些疑慮均可排除，因為不會發生這種事。

公共澡堂中的熱水充足，在洗身的地方，水不停地流動，而且大多數的病原細菌無法在浴缸內的熱水中生存，所以不會受到感染。

但是，不要光著屁股坐在洗身處的地板上，先將小板凳或水桶洗乾淨再使用，由於水不停流動的效果很大，因此細菌幾乎會被沖走。

此外，從洗身處到更衣室的交界處舖有腳墊，如果潮濕就可能會感染腳癬，所以避免在此擦腳，待走到舖木板的地方再把腳擦乾，因為有積水的地方，就容易繁殖細菌。

在家裏也是一樣，如果擦腳的腳墊潮濕時，一定要更換乾的。

因為一般公共澡堂的水溫都較高，也需要注意，不要泡太久，以免引起泡澡疲勞，尤其不要泡到汗流浹背、滿臉通紅、心臟嚴重悸動的程度。

千萬不要抱著洗夠本的心理，拼命擦洗，泡很久，這樣會消耗相當的體力。而且在走出浴缸到更衣室時，也要以乾毛巾迅速擦乾身體，並補充水分，或做些輕微的伸展體操，因為此時全身變得柔軟，可儘量伸展，感到非常舒服。

你如何利用「三溫暖」

某中年上班族在談到自己的泡澡經時，曾提出如下的問題。他個子不太高，但卻很壯碩，外表看起來很健康，也從未生過大病。

「大夫，我很喜歡洗三溫暖，每週大概去個二、三次，如果可能，我想每天去。可是前不久做全身檢查時，醫師發現我有心律不整的現象，提醒我要注意。這麼一來，是不是不要洗三溫暖比較好呢?但每週一次應該不要緊吧!」

長時間、頻繁利用過高溫、高濕的三溫暖絕對要停止，因為會為心臟血管系帶來大負擔，甚至可能會引起嚴重事故。首先，找出心律不整的原因，然後做出對策才是最重要的事。沐浴時，最好選擇不會為心臟帶來負擔、水溫不到四十一度的半身浴。

身體沒有任何異常的一般健康人，每週洗二、三次三溫暖沒問題，但如果天天洗就太頻繁了，這樣會消耗體力。

目前三溫暖的蒸氣室，是以電氣式熱水爐、遠紅外線電爐為熱源，高溫乾燥熱氣浴蒸氣室，是利用八十～九十度高溫的空氣，而熱的傳導方法是從一點放射到周圍的輻射，遠紅外線蒸氣室則是從配置在室內適當地方，遠紅外線放射來加溫，室內溫度雖然只有五十～六十度，但和熱氣浴一樣，會促使發汗。

先在蒸氣室內加溫，然後走到室外冷卻，交互這麼做，使血管擴張又收縮，因而會為循環系統帶來不小影響，對心臟瓣膜疾病、甲狀腺機能亢進症、發熱疾病、急性風濕性疾病等，可說是禁忌。

三溫暖的效果是使汗腺擴張、發汗，去除皮膚的污垢，以及使四肢的肌肉與關節柔軟，幫助睡眠；此外，對更年期障礙、自律神經失調症也有效。

只不過日本人洗三溫暖的方法多半都是錯誤的。因為在國外，蒸氣室的內部是乾燥的高溫空氣，溫度大約八十～九十度，這種溫度能使人流汗流得很舒服，而濕度大約為一〇％。

可是在日本，溫度達到一〇〇～一一〇度不說，而且是身體濕濕的，帶著濕毛巾進去，以致濕度高達一〇〇％；這樣絕不可能令人感到舒服，但大家都搞不清楚、傻傻地忍著，真是花錢找罪受。

進入蒸氣浴室前，要擦乾身體的水分，此外，不可因蒸完時太熱，而立刻

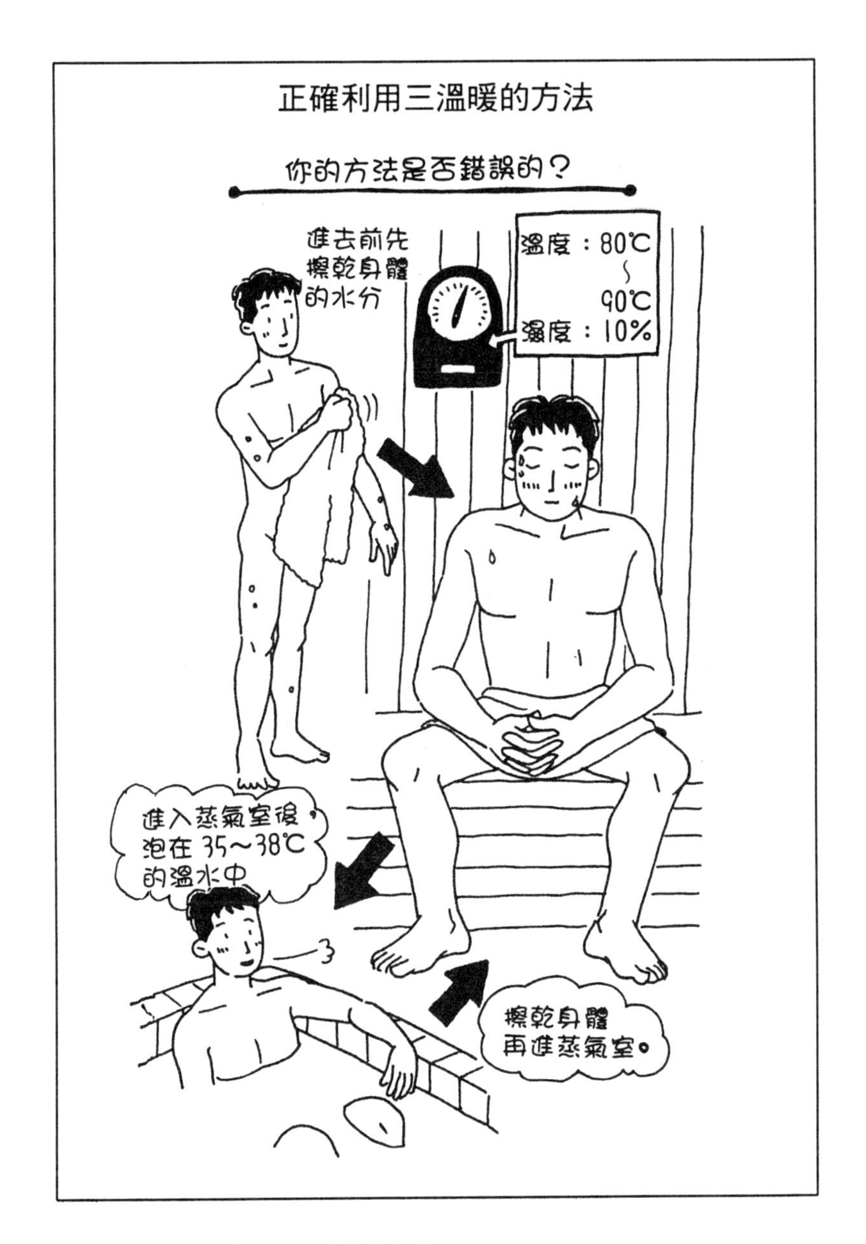
正確利用三溫暖的方法
你的方法是否錯誤的？
進去前先
擦乾身體
的水分
溫度：80℃
～
90℃
濕度：10%
進入蒸氣室後，
泡在 35～38℃
的溫水中
擦乾身體
再進蒸氣室。

跳進冷水中，這樣會有危險，最好是不感溫度三十五～三十七度左右的水，而且再進入蒸氣浴室時，仍要擦乾身體的水分。

浴室內的溫度，腳底和距地板二公尺高的天花板，溫差約有五十度左右，因此，如果是坐姿，腳部和頭部的溫差很大，對身體並不好，最好躺在椅子上或是偶爾用乾毛巾在空氣中晃動，使室內的空氣平均一些。

在日本，一般還不太了解洗三溫暖的正確方法，因此最近已開始培養指導員，相信不久正確的知識將廣為人知。

習慣早晨洗髮的人，晚上沐浴時最好再洗一次

男性與女性對洗髮稍有不同。女性因長髮的關係，不論清洗、弄乾、梳整，都要花上一段時間；但男性一般來說較短，洗起來容易、整理也簡單。不過這種模式似乎已不能套用在時下年輕人的身上，倒不是男性、女性的問題，而是長、短髮的問題。

原則上，沐浴的同時洗髮較好，因為一整天下來，眼看不見的污垢或塵埃

、甚至花粉，會附著在頭髮上，此外，也可能包括含在香煙中的焦油。大家可能都有過這種經驗，在不禁煙的公司會議室等開很久的會之後，下班回到家脫下衣服聞一聞，一定有很重的煙臭味殘留，所以頭髮也不例外。

此外，皮膚經常分泌脂分，而有些男性頭皮分泌的特別多，如果殘留在髮根，就會妨礙頭髮的生長，成為禿頭的原因。有關禿頭的原因，迄今尚無決定性說法，但在有力的說法中，這也是其中之一。

另一種說法是與荷爾蒙有關，或是成人之後頭皮發硬，使血液的循環變差，養分達不到髮根，因而引起脫毛。

因此，儘量清洗頭部，保持清潔，除去多餘的脂質，刺激髮根並按摩，使頭皮的微血管循環轉好，相信一定有助於防止禿頭。

曾有一段時期，在年輕人之間流行早上洗髮，雖然早上已洗過，但晚上沐浴時再洗一次也沒關係，只不過儘量使用質純溫和的洗髮精，因為那種從石油等所提煉製成的廉價洗髮精，如果使用過量，會傷害頭髮，而且在洗淨頭髮之後，最好再用潤髮乳保養，否則過度洗髮必會導致傷害頭髮的結果。

如果浴室設備佳，不妨練習唱卡拉ＯＫ

享受沐浴時間的方法繁多，唱歌也是其一。時下正是卡拉ＯＫ的全盛時期，最常見的模式是意氣相投幾個伙伴一起吃飯、喝酒之後，直接前往卡拉ＯＫ店消遣一番。

也有一家人在家吃完晚餐後，一起前往附近的卡拉ＯＫ店歡樂；在過去，家人多半是在起居室團聚聊天，而現在則是藉卡拉ＯＫ來溝通，時代真的是變了。

在這樣的時代，如果連一首歌都唱不出來，那可真是白活了，天生會唱歌的人又另當別論，不會唱歌的人若要唱得像個樣兒，那一定得勤加練習，此時，浴室可說是最佳的練唱場所。

理由是浴室的牆壁與地板都是貼磁磚，使用混凝土等堅固的建材，因此聲音能有迴響，亦即產生適當的回音，唱起歌來也比較好聽，由此可培養自信；有關藝術性或技術性的事物，自信很重要。自信與進步就如同車子的兩個輪子一樣。

此外，浴室內充滿蒸氣，濕氣對喉嚨也有益。據說某知名女歌手平時即非常注意保養喉嚨，以維持其獨特的歌聲。

不抽煙是一定的，也儘量不去空氣乾燥地方，而且十分注意不染上感冒，聽說只要稍微感到喉嚨不舒服，就使用吸入器，或是立即前往家庭醫師開的診所。

如果是女性，在練歌的中間時段，可以嘗試按摩臉部。以手指尖順著臉部表面的肌肉，做旋轉式按摩，如此在張嘴唱歌時，臉部的表情才能更加豐富、自然。

是否要在泡澡時清除肚臍內的污垢

曾有如下一則故事。某一夏日，一名和朋友在附近公園玩耍的幼童，傍晚回到家，約一小時後，突然向母親訴說肚子痛，問他是否有在外頭吃過什麼、喝過什麼，但都說沒有。

擔心的媽媽立即帶去醫院掛急診。醫師也感到奇怪，再進一步詢問之後，原來孩子在玩耍時，和朋友互相挖肚臍的污垢。小孩的好奇心很重，特別是對奇妙的地方，聽來真讓人啼笑皆非。

肚臍的污垢雖是單純的污垢，但如果用指甲勉強去挖也不好，否則就會像上述的孩子一樣，引起肚子痛，萬一細菌從傷口進入，可能會引起嚴重後果。

可在沐浴時，把毛巾沾上肥皂，輕輕擦拭四、五次來清除就夠了，肚子也不會痛，千萬不要勉強全部挖乾淨，因為即使肚臍髒，也沒人看得見。

2 目的別沐浴健康法

沐浴可美容、減肥，對健康也有益

(1) 沐浴最適合快樂的「美容、減肥」

減肥中避免長時間沐浴，並充分攝取水分

愛美是女人的天性，任何時代都一樣，但是近來日本的減肥熱潮可說已達到空前，諸如報章雜誌、電視等媒體，幾乎沒有一天不看到宣傳這類訊息的廣告。

看到夾報傳單上刊出的減肥前後照片時，在吃驚之餘，不禁令人懷疑其真實性。說得難聽點，最近的照相技術或印刷製版技術相當高明，只要結合電腦系統，就能把原來瘦的人變胖，當然我不敢說這些廣告全是如法泡製，但難保其中沒有誇大不實的廣告。

也因此，不少女性在受到這種廣告的煽動下躍躍欲試，其中不乏身材已經很苗條的人，但她們卻表示「還想再瘦一點」，打聽之下，才知道她們的飲食內容可能有損健康，真令人為其捏把冷汗。

人的感覺不相同，不是外人能干涉的，但追求太過完美，就可能有必要考慮一下。減肥並非壞事，但如果有損基本的健康，將會得不償失，所以無論如何要以健康為第一。

但一般而言，在所謂的「飽食時代」，人人都吃得過量；回想戰後不久的貧乏時代，減肥一詞根本聽都沒聽過。

由於高度經濟成長，使生活變得富裕，大多數人都能享受豐衣足食，因此整體而言，隨著出現肥胖，成人病也增加。

減肥的方法很多，運動也不失一種好方法，但若要單靠運動來消耗掉一碗飯的熱量，事實上並非易事，所以基本上，限制飲食才是最正確的作法，奉「不吃超過必要量」為鐵則，只不過這種「必要的程度」因人而異，加上無法人人都拿捏得宜，因此相當麻煩。

這種限制飲食的沐浴法，並沒有特別之處，但因大致是在空腹狀態下，所以要避免長時間沐浴。如果洗完後會感到頭暈，對身體就沒有好處，此外，也要注意補充水分。

「高溫反覆沐浴法」應能減輕三公斤以內的體重

沐浴後，身體暖和到臉部發紅時，血液就集中在皮膚表面，而循環到胃部的血液也相對減少，如此一來，不會分泌胃液，胃的蠕動也不活潑，因而不會產生食慾。

下班回家之後，多少會感到有些空腹，如果此時想沖洗汗水，洗完後會意外發現空腹感消失，其理由在此。

所以說，若要減少食量，可在晚餐前泡較熱的水久一點，如果利用「高溫反覆沐浴法」時，並不需做特別的運動，只要每天持續，就能減輕三公斤左右。

這種方法需要四十三度的水溫，首先以溫水充分淋身體，然後慢慢進入浴缸，此時不要立刻泡到肩，先泡到胸左右，過一會兒再泡到肩，以免為心臟帶來負擔。

這種作法在一開始，不只用於高溫反覆沐浴時，平時也要這麼做，如此養

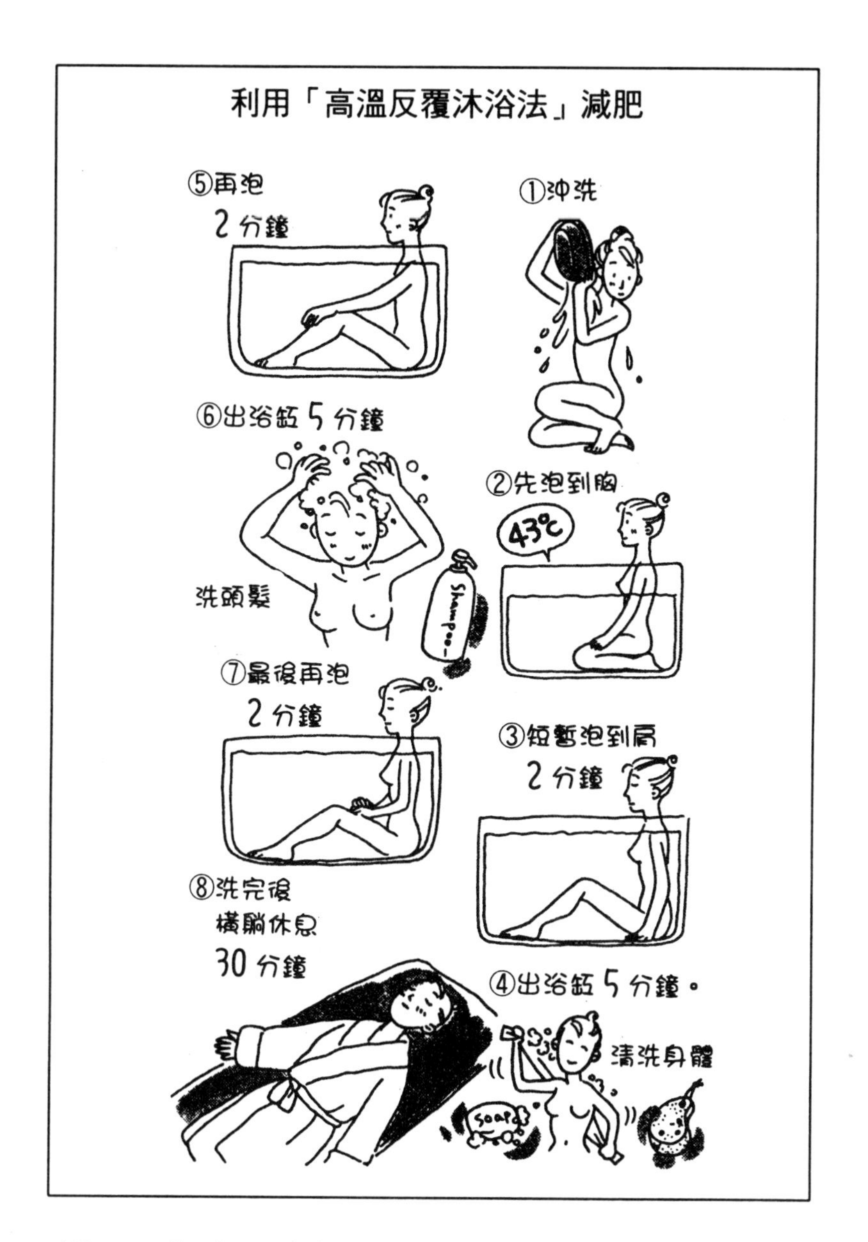
利用「高溫反覆沐浴法」減肥
①沖洗
②先泡到胸
43°C
③短暫泡到肩
2分鐘
④出浴缸5分鐘。
清洗身體
soap
⑤再泡
2分鐘
⑥出浴缸5分鐘
洗頭髮
Shampoo
⑦最後再泡
2分鐘
⑧洗完後
橫躺休息
30分鐘

成習慣之後，下意識就會去做。

其次，持續全身浴二分鐘後，走出浴缸、休息五分鐘，此時可以略為洗洗頭髮與身體，然後再進去泡二分鐘，出來休息五分鐘，最後再泡二分鐘即結束，亦即，反覆三次進出浴缸，記得要每天持續才行。

洗完後，擦乾身體、穿上浴袍，橫躺休息三十分鐘，如此會因出汗而消耗相當的熱量，每天持續下來便可減輕三公斤左右；不過有病的人最好不要做，因為這種沐浴法的負擔很大。

利用「沐浴時間體操」瘦身

泡半身浴時，看書或聽音樂都不錯，但如果想使自己身體的脂肪減少，達到瘦身的目的，不妨試試「沐浴時間體操」；雖然不是一、二天即見效，但只要認真、持之以恆，一定能出現效果。

如上所述，在水中因有浮力作用，故較能輕鬆活動身體，此外，肌肉暖和的狀態也最適合做運動，而且由於水的粘稠度或摩擦、抵抗力等，要比在空氣中做運動更能收效。

訓練肌肉的方法很多，其中有一種是所謂肌肉鍛鍊法，這是藉用力時所引起肌肉緊張來訓練的方法，因此，是很適合沐浴時間體操。

以下依身體各部位來加以介紹，但一開始不要全套做，否則會感到疲勞，先減少次數，待習慣之後再逐漸增加，此外，也要注意不要太勉強用力，也不要停止呼吸。

①提胸使胸部堅挺

坐在浴缸內，雙腳張開、雙膝豎起、雙手合掌、雙肘併攏，固定在比胸部稍高的位置。雖然可能會覺得有些吃力，但必須保持姿勢十五～二十秒。

其次將雙手按住浴缸邊緣內側，支撐身體的重量，保持這種姿勢十五～二十秒。反覆各二次。

②瘦腰

下半身固定在浴缸內，伸直背肌，上半身向右扭，到看到自己的背部不能扭為止，保持這種姿勢數到三；做完後換向左，同樣數到三，交互做三次。

其次，雙手抵住浴缸底部、支撐身體，雙腳同時舉起再放下，反覆十次。

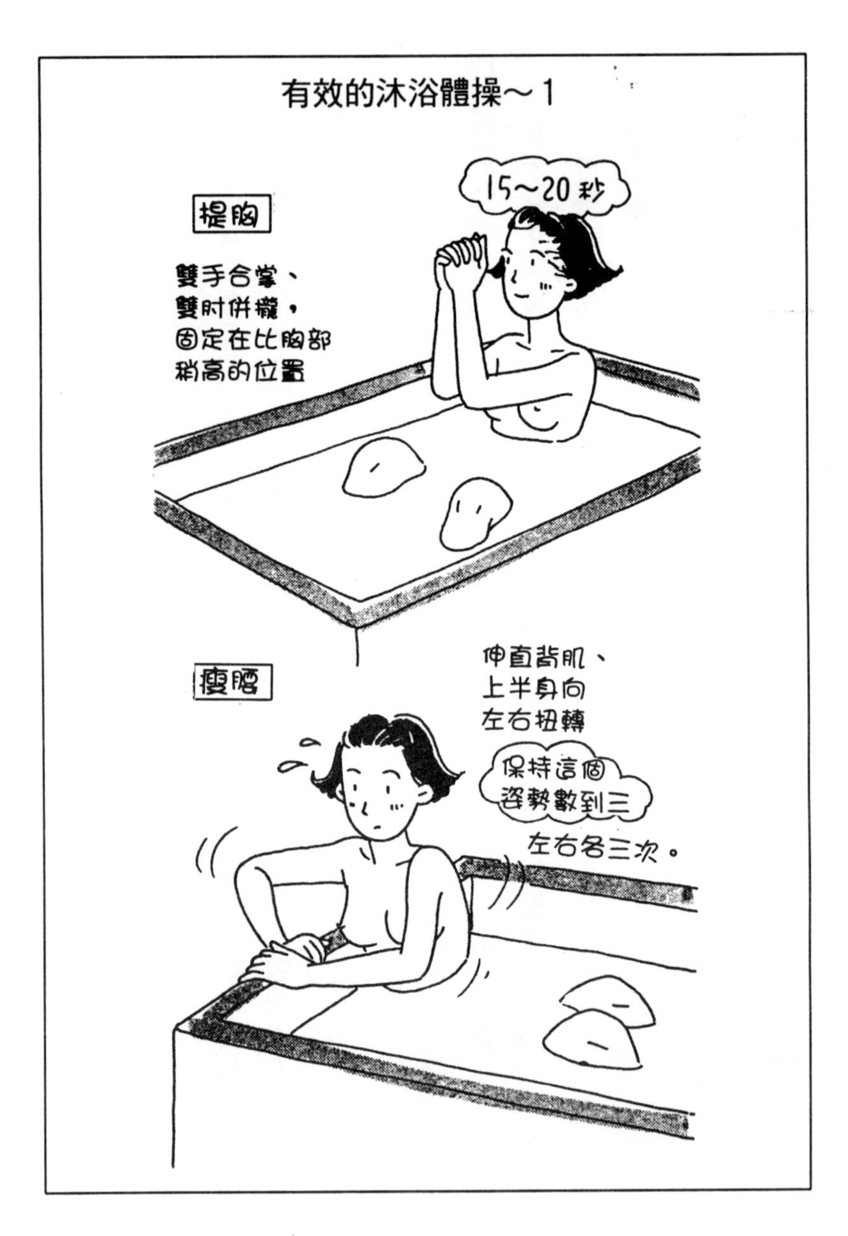
有效的沐浴體操～1
15～20秒
提胸
雙手合掌、
雙肘併攏，
固定在比胸部
稍高的位置
瘦腰
伸直背肌、
上半身向
左右扭轉
保持這個
姿勢數到三
左右各三次。

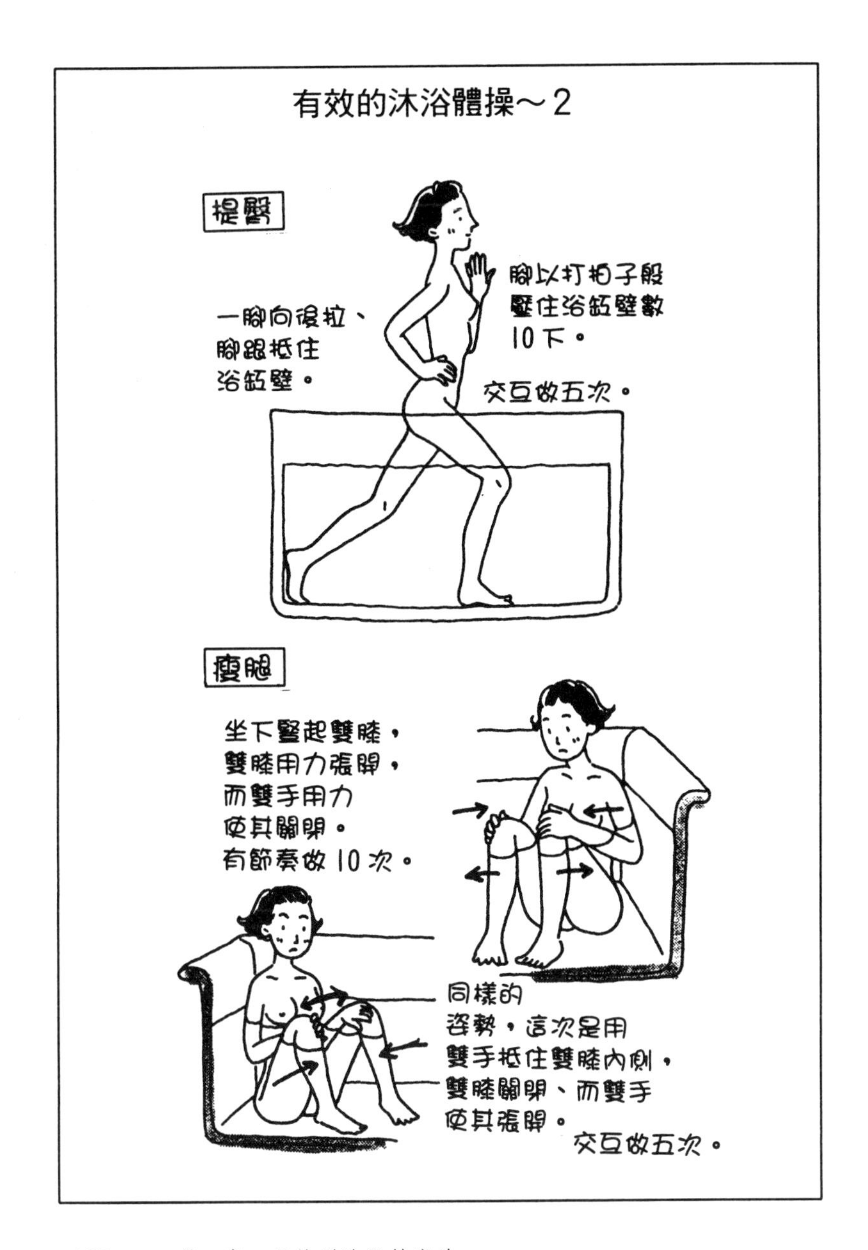
有效的沐浴體操～2
提臀
一腳向後拉、
腳跟抵住
浴缸壁。
腳以打拍子般
壓住浴缸壁數
10下。
交互做五次。
瘦腿
坐下豎起雙膝，
雙膝用力張開，
而雙手用力
使其關閉。
有節奏做10次。
同樣的
姿勢，這次是用
雙手抵住雙膝內側，
雙膝關閉、而雙手
使其張開。
交互做五次。

③收緊鬆弛臀部的提臀

站在浴缸中，把右腳向後拉，腳跟抵住浴缸壁下方，雙手放在腰部、伸直上身的背肌，臀部用力，右腳以打拍子般壓住浴缸壁數十下，其次換左腳，如此交互做五次。

④瘦腿

坐下豎起雙膝，雙手抵住雙膝外側，膝蓋用力向外張開的同時，雙手用力關閉雙膝，有節奏做十次。

其次，把雙手放在雙膝內側，雙膝關閉的同時，用雙手張扳開雙膝，有節奏做十次，交互做五次。

⑤瘦腳脖子

坐下雙手向後支撐身體，抬高雙腳，保持這種姿勢旋轉腳脖子以下的部分，右腳向右、左腳向左畫圓圈，做十次，其次再向反方向旋轉做十次。

接著以這種姿勢迅速交互擺動膝蓋以下部分，擺動到拍打出水聲，如同游泳時雙腳打水一樣。

這種體操因使用到腹肌，故同時有緊縮腰部的效果。

溫泉沐浴法⑦　由「溫泉中毒」證明有效

過去有所謂的「湯治」，因此不少人前往溫泉療養，不過開始湯治的最初一週到二週間，會出現所謂「溫泉中毒」的症狀。最近花長時間湯治的人愈來愈少，多半是採短時間密集泡溫泉，也因此有引起溫泉中毒的情形。

溫泉中毒的症狀是沒有食慾、倦怠、失眠、頭重、發燒、惡寒、目眩等，這是泡溫泉過度或是飲用過量所致，可謂一種中毒症狀，但只要減少泡的次數，或停一、二天不泡，即可自然治癒，由此可證明溫泉有效。

此外，多攝取維他命C也可預防溫泉中毒。

酸性泉有引起「溫泉潰爛」皮膚炎的情形，在草津溫泉泡一定時間的「時間湯」浴法，便是利用這種效果，故意引起溫泉潰爛，來治癒頑固的慢性病，可說是一種衝擊療法，於是把治癒這種溫泉潰爛的溫泉，稱為「治療湯」溫泉。

如果臉上長面皰、粉刺，每天用「溫水」洗臉

在讓人感到女性之美項目中，皮膚是其中之一。有些女性臉蛋雖不十分突出，但如果皮膚細緻，仍會令男性怦然心動、魅力十足。

儘管如此，有人認為美女的條件是「並非臉蛋，而是臉部的表情豐富或皮膚白皙、講話的方式或聲音好聽，最重要的是心地善良」，擁有愈多當然愈好。譬如所謂的「秋田美人」，就不是指臉蛋，而是以皮膚美為優先，有一身細緻、光滑潤澤的皮膚，可說是極具魅力，如果光是臉蛋漂亮，皮膚卻粗糙的話，這種美就要大打折扣了。

從這種意味而言，就要特別留意面皰或粉刺。雖說長這種東西是青春的象徵、無可奈何，但和身體狀況或營養狀態也有關係，因此，平日必須多加留意。當持續飲食過量，或是胃部不適時，都會出現。

保養方法可用洗臉專用質純溫和的肥皂，每天以溫水清洗，因為如果用冷水或熱水洗，會使毛孔瞬間收縮，附在毛根的油脂或污垢會被吸入皮膚內層，

反而更加嚴重，而溫水可使毛孔慢慢張開，充分洗淨污垢。

此外，有關全身肌膚的保養，目前市面出售各種和敷臉一樣敷全身的美容品，不妨加以利用。這些敷面劑中含有礦物系的礦物質或植物系的香草等成分，有提高新陳代謝、滋潤皮膚、除去廢物或老化角質的作用，藉此使皮膚的細胞活性化，緊縮下半身的鬆弛或腳部浮腫。

如果在沐浴時使用，可改善血液循環，使毛孔張開，成分容易滲入皮膚，因此更有效。

洗酒澡或牛奶澡真的有助美容嗎？

由於菖蒲湯或柚子湯等各種植物湯有益身體，因此不知何時起，開始有人嘗試將各種東西倒入水中來泡，牛奶澡或酒澡便是其中之一。某位女性就問我是否真的有益身體。

基本上來說，清酒因酒精成分高，如果放太多，可能會使肌膚粗糙，這就如同用脫脂棉沾上酒精，擦皮膚時，會有粗糙感是一樣的道理。

有人更表示酒糟有益身體。把約五十公克的酒糟包在紗布中，放在熱水中搓揉，成分便能溢出。酒糟中的酒精成分可使毛孔張開，排除廢物，皮膚因而變得光滑。酒糟中所含的酒精成分很少，所以不會有問題，但有沒有效就不得而知了，如果只為除去一般廢物，熱水就綽綽有餘了，而酒糟的粒子可能會損害鍋爐，所以最好不要冒這個險。

牛奶澡有多少效果也不太確定，過去有些酪農家庭用牛奶洗澡，但現在幾乎沒有人這麼做，因為在一般家庭並不實用，何況有人討厭那種牛奶味，而且黏稠性可能會有滑倒的危險，所以最好不要用。

(2) 這些沐浴法對「健康、改善體質」有卓越效果

慢慢泡熱水澡有助改善壓力、失眠症、更年期障礙

現代人與壓力有密不可分的關係，不把今天的壓力延續到隔日，以沐浴來放鬆可說是最適合的作法。以三十八～三十九度的溫水慢慢泡，時間約二十～

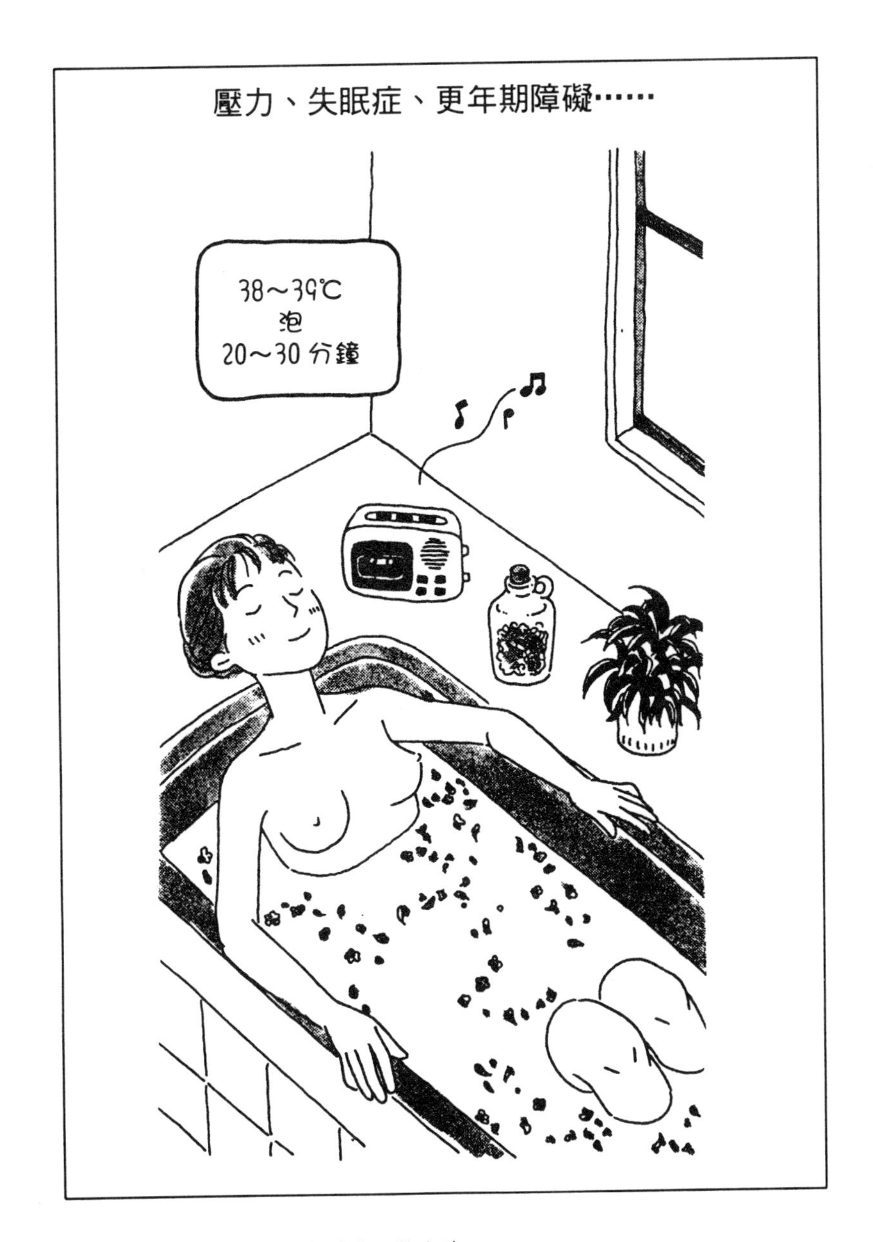
壓力、失眠症、更年期障礙……
38～39℃
泡
20～30分鐘

三十分鐘，基本上以半身浴為主，但也可偶爾做泡到肩的全身浴。

可把玫瑰或薰衣草等花瓣系的香草放入熱水成香草浴，就能使情緒更加放鬆，尤其是焦慮或持續工作的緊張感時，葡萄柚等柑橘系的香草最有效，此外，聽聽喜愛的音樂也有不錯的效果。

失眠症或是更年期障礙的人，也可採用同樣的方法。尤其是失眠症的人，不要泡太熱的水，否則會刺激交感神經而變得更清醒，反而更睡不著，所以要特別注意。

所謂更年期障礙，是從每月按時排卵的青春期，隨著年齡增長，卵巢的女性荷爾蒙分泌逐漸減少，因卵巢功能衰退而出現的女性特有症狀，此一時期稱為更年期，其中最明顯的是停經。一開始時是月經不順，比平時提早或延後，然後漸漸進入停經。

此一時期因荷爾蒙失衡而影響腦下垂體、間腦，引起自律神經失調，交感神經變得特別敏感，而且會重疊出現臉部潮紅、火氣大、出汗、目眩、肩痠、悸動、失眠、頭痛、神經過敏、關節痛、騷癢、手腳麻痺等各種症狀。這些症狀並不被視為疾病，但本人卻有強烈的自覺。

所以，儘量過著規律正常的生活，每天就寢前做溫水半身浴，充分放鬆，偶爾心血來潮時，不妨來一趟溫泉之旅。

在浴缸放一大匙重碳酸鈉，可緩和異位性的騷癢

所謂異位性皮膚炎的皮膚病，被比喻為「雖不致死，但卻是讓人想死的疾病」，因為那種騷癢十分痛苦。這是先天過敏的人所引起的慢性皮膚炎，被視為一種過敏性，其中以幼兒居多。

一開始是濕疹，出現在臉或頭部，然後逐漸蔓延到手腳或身體其他部位，症狀隨年齡而改變，最近不少成人也有，有時會伴隨氣喘或鼻炎、花粉症等出現，但原因或發症的機制，迄今尚未解明。

此時，在浴缸中放一大匙的重碳酸鈉，就可止癢，一旦不癢，孩子就不會抓個不停，粗糙的皮膚也會變得光滑，因此對痱子或皮膚粗糙也有效。如果沒有重碳酸鈉，也可用食鹽代替，效果是一樣的。

市面上亦有出售含重碳酸鈉的沐浴劑，只不過含量較少，不如在藥房購買

重碳酸鈉，既便宜又有效。

有腳癬、金錢癬等時，一定要每天沐浴保持患部清潔

人的皮膚有二種類型，就是乾性與濕性。一般來說，容易流汗的人是濕性，而這種人多半會為腳癬所苦，因為腳癬或金錢癬喜歡濕氣，故多半發生在腳趾縫或陰部等部位。

基本上，每天沐浴、保持患部的清潔。腳趾縫的部位不易洗淨，可準備專用的粗布手套，以熱水打濕、抹上肥皂起泡，便能輕鬆洗淨。每天持續這麼做，但記住手套用完後一定要清洗乾淨並曬乾。

最近市面有出售五隻腳趾分開的襪子，不妨加以利用，如此，腳趾縫的濕氣一旦消除，就能漸漸治癒。

金錢癬的情形，可將毛巾抹肥皂，用力清洗患部。不論是腳癬或金錢癬，在洗完澡後迅速擦乾身體，在患部塗上專用藥膏，如此應該都能治癒。

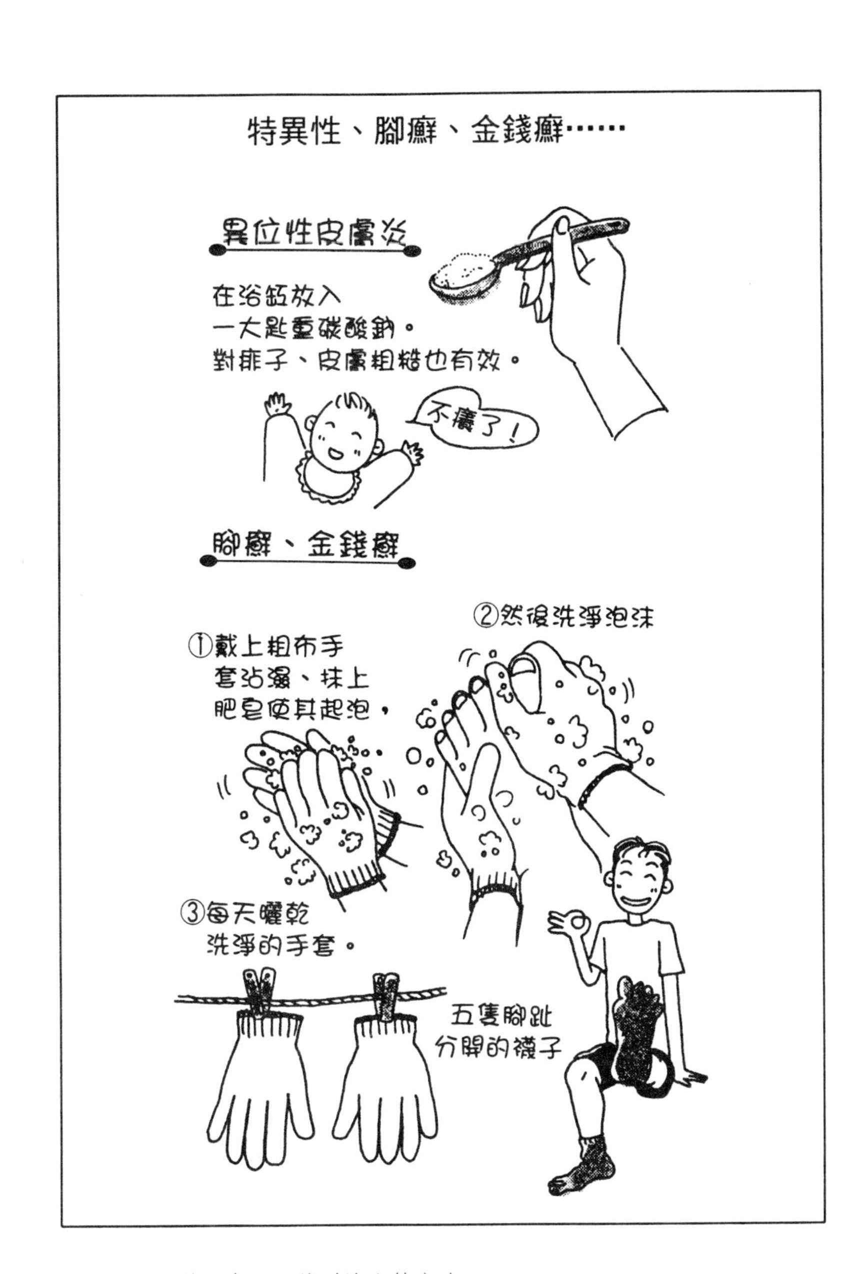
特異性、腳癬、金錢癬……
異位性皮膚炎
在浴缸放入
一大匙重碳酸鈉。
對痱子、皮膚粗糙也有效。
不癢了！
腳癬、金錢癬
①戴上粗布手
套沾濕、抹上
肥皂使其起泡，
②然後洗淨泡沫
③每天曬乾
洗淨的手套。
五隻腳趾
分開的襪子

每天沐浴就能防止狐臭、體臭

狐臭的味道非常獨特，這是位於腋下的頂漿分泌腺的汗腺分泌物中，所含的脂肪酸分解所引起的臭味。

有時會在客滿的電車中聞到這股味道，有關臭味的強度雖因人而異，有的不太嚴重、有的非常嚴重，但也和個人的衛生習慣有關。由於是自己身上的味道，所以通常本人沒有感覺，除非是他人告知，也因此不少人為此煩惱不已。

基本上，只要每天沐浴，用肥皂清洗腋下，應可防止到不錯的程度。也可利用目前市面出售的腋下用防臭噴霧劑。或是在沐浴後擦點香水或古龍水，也有效，但不要擦太多，否則反會讓周圍的人受不了。

全身浴後在浴缸做腰與胸的伸展運動，對慢性腰痛有效

在公司工作或做家事、整理庭園、看書等，長時間持續相同姿勢時，不僅

溫泉沐浴法⑧　美容用的「泥浴」

溫泉也有所謂泥浴的方法，只不過近來已逐漸式微。

把燃燒火山所形成的泥、植物形成的泥炭、湧出溫泉土地的泥土、海底或湖底的泥土等，搗碎成粉末，加入溫泉，就是泥浴。除此之外，搗碎的岩石也有卓越的效果。

比起一般溫泉，泥浴較能讓人忍受高溫，因為泥不易傳熱，一般來說，泡四十三度的溫泉大概可忍受十分鐘，但如果是泥浴，即使是四十五度也能泡三十分鐘左右。

泥浴可使肌肉或關節鬆弛，也能清除虛冷，而且洗完後，身體可維持六小時的暖和。對高血壓也有益，更有使皮膚變細的效果。

如果不能泡澡，敷上泥也可消除扭傷或骨折的疼痛，對皮膚的美容當然也有卓越的效果，因為它可溶解皮膚的污垢。

會引起腰痛，也會肩痠。

腰痛或肩痠都是肌肉僵硬所引起的，肌肉好比幫浦，緊張用力時，肌肉中所含的血液就會被推出，反之，鬆弛時，血液就會進入。當血液被推出時，廢物或二氧化碳等造成疲勞的物質即被運走；反之，當血液進入時，就搬進氧或營養。當肌肉內的血液累積成「僵硬」狀態時，肌肉的代謝就變差，使肌力下降，而出現疼痛。

此外，進入中高年以後，背骨容易變形（變形性脊椎症），這也是造成腰痛的原因。脊椎是彎曲或伸展身體的器官，也有保持姿勢的作用，當我們在走路或跑步時，腰部除加上上半身或頭部的重量外，還要承受地面的反彈力，所以可說正好被體重與反彈力夾住。

由此，腰部的負擔也大，而且隨年齡的增長，位於脊椎骨之間，扮演降低脊椎衝擊如墊子般角色的軟骨（椎間板）水分也變少，失去彈性，因而使脊椎變形，這是造成腰痛的原因。尤其是早晨起床或天亮時，這種慢性腰痛也開始發作，然後隨著起床後的活動，逐漸消失。

沐浴方法是做完不到四十二度水溫的全身浴後，雙手放在浴缸邊緣，做腰

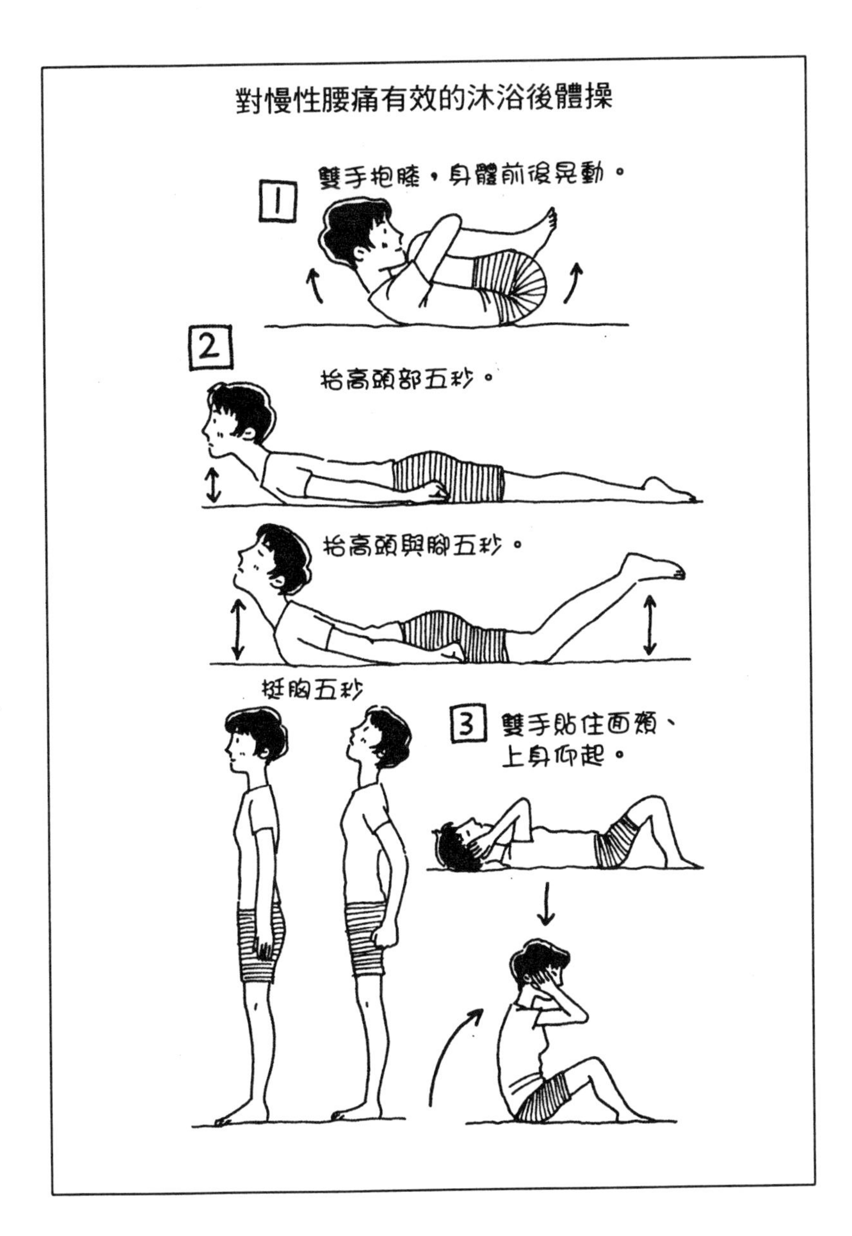
對慢性腰痛有效的沐浴後體操
1
雙手抱膝，身體前後晃動。
2
抬高頭部五秒。
抬高頭與腳五秒。
挺胸五秒
3
雙手貼住面頰、
上身仰起。

與背的仰身運動，但如果疼痛激烈，就不要做，讓身體暖和即可。然後把水溫增高到四十二～四十三度，充分加溫腰部，再出浴缸，趁浴後肌肉或關節還柔軟時，做腰痛體操或伸展運動，就有效果。

此外，如果是扭到腰或急性腰痛，絕不能沐浴，也不能按摩，以免帶來刺激。

此時可用冷敷，然後橫躺，彎曲背部、雙手抱膝，就能緩和疼痛。

高血壓、心臟病的沐浴方法

有高血壓或心臟病的人，沐浴時水溫以三十七～四十度為宜，每天一次，每次十五分鐘，而且最適合半身浴。

如果高血壓舒張壓在一一〇以上，收縮壓在一八〇以上，就要避免沐浴，在眼底出血的時期，即使血壓較低，仍然要嚴禁沐浴。

此外，不能因為是溫水，就急忙跳進浴缸，泡到肩部，應先用溫水充分沖身體，再慢慢進浴缸、泡到胸部，過一段時間後，再泡到肩。沖身體時，最好

制止慢性頭痛的即效法

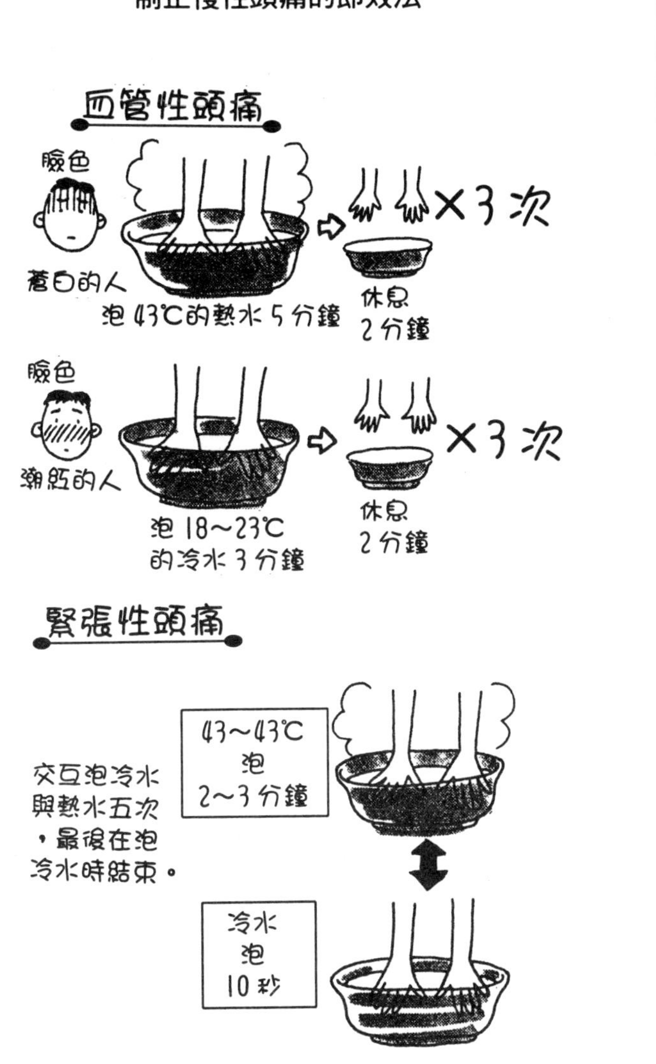
血管性頭痛
臉色
蒼白的人
泡43℃的熱水5分鐘
休息
2分鐘
×3次
臉色
潮紅的人
泡18～23℃
的冷水3分鐘
休息
2分鐘
×3次
緊張性頭痛
43～43℃
泡
2～3分鐘
交互泡冷水
與熱水五次
，最後在泡
冷水時結束。
冷水
泡
10秒

以不到四十度的水溫淋浴，男性可從頭部開始沖，沐浴中把濕毛巾放在頭頂也有效。

不習慣泡溫水的人，可使用沐浴劑，最好是能產生二氧化碳的沐浴劑，因為它有降血壓的效果。

二氧化碳能擴張皮膚或粘膜等微血管或細小動脈，促進血液循環，而沐浴劑有保溫效果，能使身體暖和。

如果是討厭泡溫水的人，可在走出浴缸前，把水溫增高到四十二度，泡到皮膚潮紅就出來。

手或腳的輪流溫冷浴可減輕慢性頭痛

慢性頭痛有血管性頭痛與緊張性頭痛二種。

血管性會有激烈的疼痛，嚴重時還會想吐，如果只在頭的一側引起就是偏頭痛，這種類型一聽到很大的噪音或是搖晃頭部時，就會痛得更厲害，不過很快就消失，常發生在寒冷到初春這段期間，但如果疲勞或飲酒過量也會發生。

緊張性頭痛是從頸到後頭部或整個頭，有如同被緊箍般的疼痛，搖晃頭部不會更痛。一年到頭腦袋經常不清醒，疼痛不會因季節而有所改變，緊張時會更嚴重，有時肩痠、肌肉疲勞或壓力也會引起。

因血管性頭痛而臉色蒼白的人，可將手或腳泡在四十三度的熱水中，每次五分鐘，反覆做三次，中間休息二分鐘。如果臉色潮紅的人，則在冷水（十八～二十三度）泡三分鐘，同樣反覆三次，如此大概能減輕疼痛。這種方法不一定要在沐浴時做，只要頭痛發作就能做。

緊張性頭痛做三十八～四十度的全身浴較好，此外，「輪流溫冷浴」亦有效。作法是在沐浴時，把洗臉盆或水桶裝滿水，手腳交互泡熱水與冷水。

一開始把雙手（雙腳）泡在四十二～四十三度的熱水中二～三分鐘，其次泡在冷水中十秒，反覆做五次，最後在泡冷水時結束。

慢性風濕症可泡溫水浴按摩

風濕症有急性與慢性的時期，慢性期可泡溫水，趁身體還暖和時活動患部、按摩，就會感到舒服。

但如果是在急性期就要禁止沐浴。凡紅腫或發燒時，都不能沐浴，肌肉痛的情形亦同。

一般來說，身體某部位發炎時，就不能沐浴，因為可能使其更加惡化，待炎症消失後再泡。

「漸增高溫浴」對痙攣性便秘有卓越效果

最讓女性煩惱的便秘有痙攣性便秘與直腸性便秘二種。

所謂痙攣性便秘，就是大腸緊張，使運送腸內東西的大腸蠕動變強所引起的便秘。雖然每天照常排便，但糞便堅硬、呈粒狀，偶爾也會交互出現下痢的情形。

對此有效的沐浴法是「漸增高溫浴」。一開始泡較低的溫水，然後逐漸提高溫度，達到四十三度為止，泡三～五分鐘，走出浴缸休息一會兒，再以四十三度熱溫淋沖腹部，像畫圓圈般按摩。

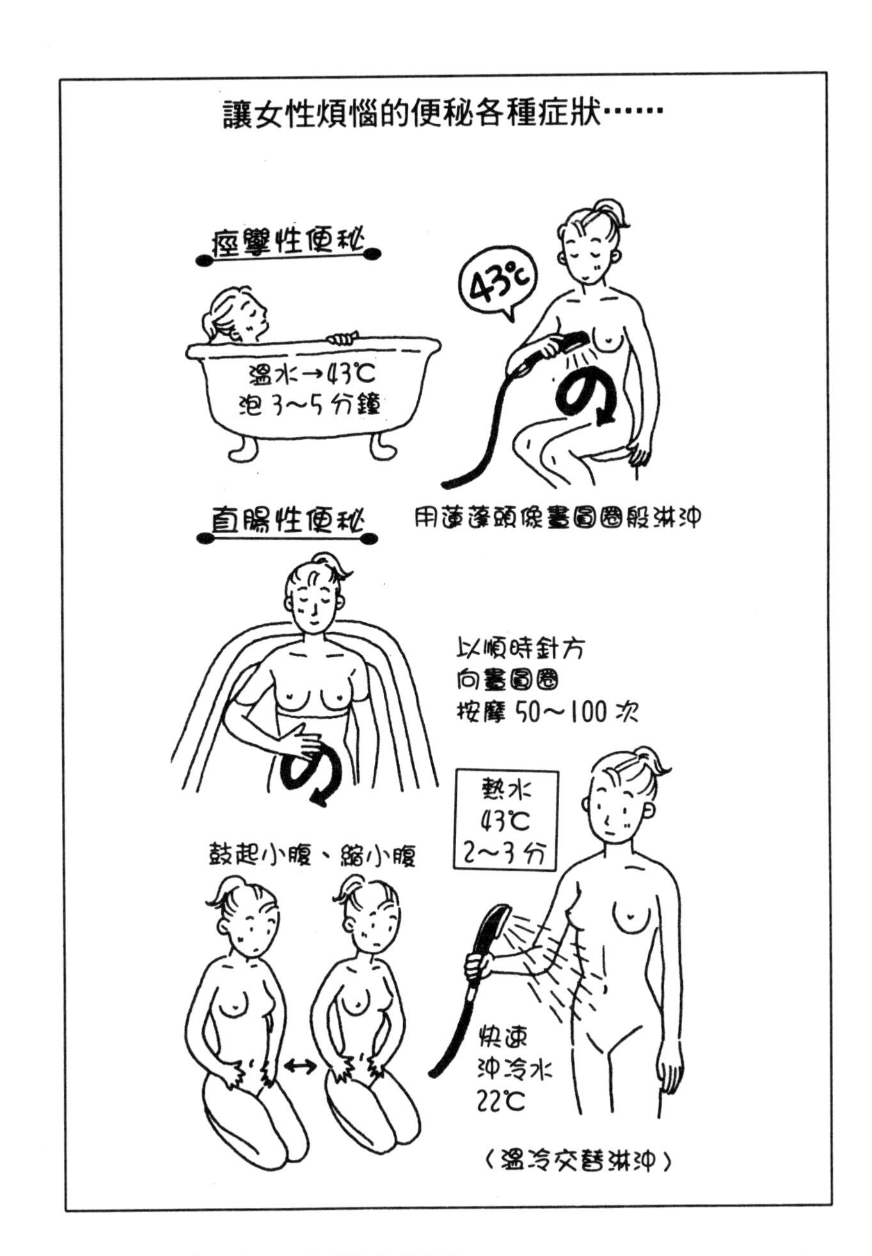
讓女性煩惱的便秘各種症狀……
痙攣性便秘
43℃
溫水→43℃
泡3～5分鐘
用蓮蓬頭像畫圓圈般淋沖
直腸性便秘
以順時針方
向畫圓圈
按摩50～100次
熱水
43℃
2～3分
鼓起小腹、縮小腹
快速
沖冷水
22℃
（溫冷交替淋沖）

所謂直腸性便秘，是排便習慣混亂所引起的。當腸內的東西進入直腸後，形成刺激，就會引起便意，但此時若剛好在忙，必須忍住，久而久之就會使排便刺激變成不感症，使便秘成為習慣。

此時可採用自己喜好的一般沐浴法，在沐浴中按摩腹部，將右手掌凸出的部分，由右向左順時針方向畫圓圈，慢慢做五十～一百次。為什麼畫圓圈呢？因為腸子也是呈這個形狀。

如果在按摩中引起便意時，就立即迅速擦乾身體，穿上浴袍去廁所。

此外，鼓起、縮小腹的運動也有效，或是在腹部交替沖淋溫冷水，此時溫水以四十二度、冷水以二十二度為宜。總之，促進下腹部的血液循環，使腸的功能變活潑，就能消除便秘。

每天淋浴並用蓮蓬頭稍稍刺激肛門部分，痔可獲得改善

痔是肛門及其周邊所引起的疾病總稱，有痔核、痔裂、痔瘻等數種。

痔核一般稱為痔。在肛門或直腸部分有許多血管像毛線般纏繞密布，這種

溫泉沐浴法⑨ 「沙蒸」的醍醐味

只有頭露出沙堆的人躺成一排的光景，大家可能在電視上看過，乍看形成一幅奇妙的景緻，這些人均露出一副舒服的神情。

這就是沙蒸。把海邊的熱沙挖成一個坑，人仰臥其上，再用沙子覆蓋全身，只露出頭部，別名是沙浴、沙臥浴，地點多半是在海邊或湖邊有溫泉湧出之處。鹿兒島的指宿溫泉、北海道的屈斜路湖等，均以沙浴聞名。

沙蒸有益健康的理由是沙的本身，沙粒之間含有高溫的溫泉水，有加溫到五十～六十度的效果；不僅如此，沙的重量加在身上時，可促進血液的流動。在歐洲等地，是在室內以人工方式加溫沙子，但日本是在室外做沙蒸，藉此呼吸海邊或湖邊的新鮮空氣亦是一大優點。

沙蒸不只對腰痛、神經痛等疼痛有效，也有美膚的效果，各位有機會不妨嘗試看看。

靜脈呈網狀的地方稱為靜脈叢，在此形成的靜脈瘤就叫做痔。可能會出現一個到數個大豆般到拇指指頭般大小的柔軟塊狀。

位於直腸下端附近稱為內痔核，若是肛門的靜脈瘤長在皮膚與外括約肌之間的則是外痔核，從外部可看見。

痔通常在排便後，因用衛生紙擦拭而有輕微的出血，不太痛，但如果流血嚴重時，就可能會引起貧血。痔核如果發炎或內痔核向外突出、回不去裏面時，會引起激烈疼痛，甚至不能坐或走路，這種痔發作相當痛苦。

發炎或紅腫時，最好冷敷，但平時則要保暖，不要受涼。如果長時間站立或是盤腿坐著打牌太久，會因提高膜壓而引起；此外，也會因連續便秘或下痢，使肛門的血液循環變差而引起，不過，有些人是先天體質上的因素。

痔裂是因排出的糞便堅硬，在肛門處形成小傷口，感染細菌，從皮膚到粘膜的部分形成細長潰瘍，排便時會引起劇痛或出血。有人因此忍住不排便，結果又造成便秘，反覆惡性循環，嚴重時，有陷入痔神經衰弱的情形。

有痔的人，原則上要經常保持肛門部位的清潔，而且注意不要受涼，所以每天沐浴，泡在熱水中，用手指按摩，促進肛門內周邊的血液循環，就能緩和疼痛。

脫肛是直腸的一部分露出肛門外的疾病，有脫肛傾向的人，自己用手推回去即可；其次在肛門的括約肌，反覆做關閉肛門的緊縮運動一百次左右。

此外，也可用四十度的水對準肛門部位沖十分鐘。

以往和式的馬桶也是形成痔的原因，所以可更換附帶溫水沖洗裝置的免痔馬桶座，有人因此治癒，不妨考慮一下。

慢性支氣管炎等呼吸器官疾病，做全身浴與半身浴的「反覆沐浴法」較好

中高年男性較常見的慢性支氣管炎，以及一百人中有一人罹患的氣喘病、高齡後因缺乏運動導致肺組織彈性降低、無法充分吐出吸入的空氣而積在肺中所引起的肺氣腫等，都是十分痛苦的疾病。

因這樣的疾病，使肺機能下降時，可利用熱水水壓、使呼吸變活潑的方法。

首先在溫水浴缸泡到肩五～六秒，其次降低水位到肚臍或是跪著泡一分鐘

，然後再泡到肩五～六秒，反覆做五次。

這樣就能做和腹式呼吸一樣的橫隔膜運動，提高呼吸機能。慢性呼吸器官疾病的情狀，雖然吸入空氣沒問題，卻不能完全吐出，而引起呼吸困難；如果利用水壓將橫隔膜向上推，就能輕鬆吐出積在肺裏的空氣。

做完之後，保持半身浴的狀態，閉上嘴、雙手交叉在腹部上、肋骨下的位置，將鼻子慢慢吸入空氣，抑制胸部膨脹而使腹部鼓起，每次呼吸用三秒，吐氣時，雙手將橫隔膜向上推，自嘴慢慢吐氣。

但必須注意一點，有人會因水蒸氣引起氣喘，此時最好做溫水的半身浴，儘量不要冒出蒸氣。據說在低氣壓接近時，最容易引起氣喘發作，而且溫度急遽下降也容易引起發作，所以要特別注意沐浴時更衣室和浴室的溫度差距。

糖尿病建議泡四十二～四十三度熱水的「高溫反覆浴」

糖尿病的原因很多，譬如飲食過量所引起的肥胖、運動不足、身心的壓力、年紀大等等，但近來年輕人或幼童也愈來愈多，真令人憂心。容易罹患糖尿

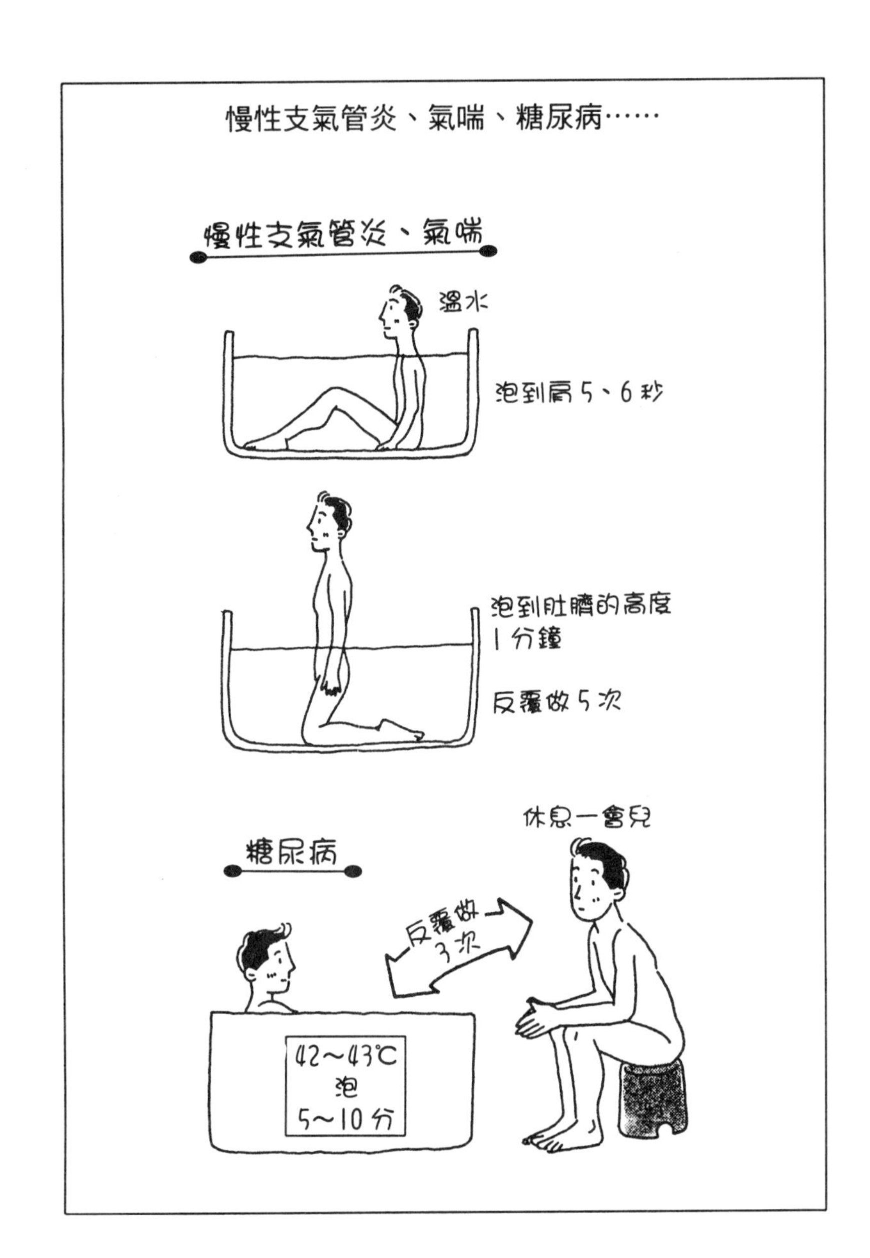
慢性支氣管炎、氣喘、糖尿病……
慢性支氣管炎、氣喘
溫水
泡到肩5、6秒
泡到肚臍的高度
1分鐘
反覆做5次
休息一會兒
糖尿病
反覆做
3次
42～43℃
泡
5～10分

病的體質會遺傳，因此，如果家人中有罹患糖尿病者，再加上上述的原因，那麼一定逃不掉。

罹患糖尿病時，每天攝取的熱量基準是普通標準體重（身高－一〇〇）×三〇千卡。例如身高一六〇公分的人，大致的標準體重是一六〇－一〇〇＝六〇，所以是一八〇〇千卡。

沐浴時消耗的熱量，因該人的體重或水溫而異，但一般來說，泡四十度的水二十分鐘，約可消耗二二〇千卡的熱量。

因此，糖尿病的情形可採用消耗熱量多的沐浴法，亦即泡四十二～四十三度的熱水五～十分鐘，待出汗後就走出浴缸，暫時休息一下，再進去泡，反覆三次，如此消耗的卡洛里大約有三〇〇千卡。不過，若同時患有高血壓症的人要特別注意。

持續這種作法一個月，約可減輕二～三公斤。不過這是因出汗所減輕的重量，所以不能喝太多水，否則又會很快恢復原狀。

所以一定要遵守每天熱量的攝取，再配合沐浴消耗熱量與運動消耗熱量，才能提高治療的效果。

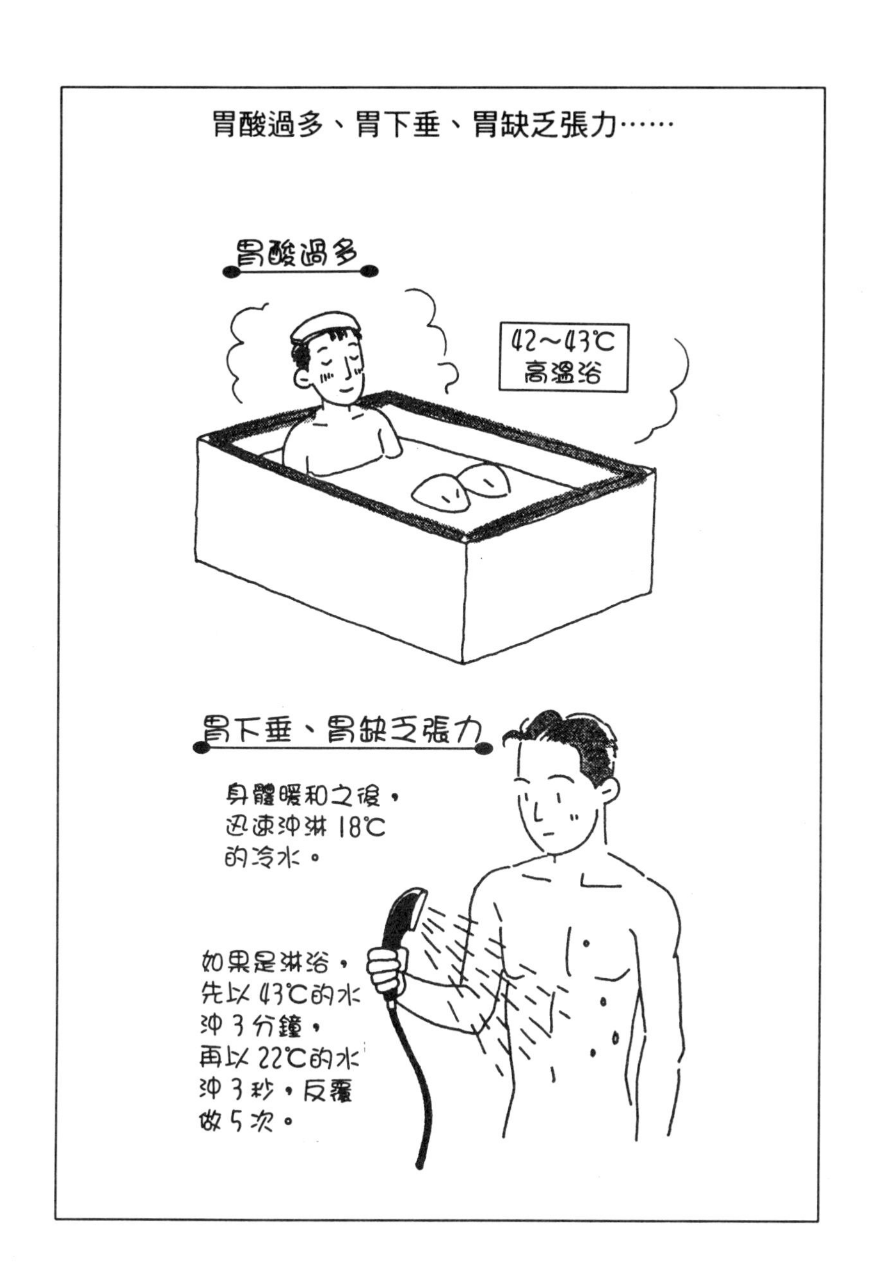
胃酸過多、胃下垂、胃缺乏張力……
胃酸過多
42～43℃
高溫浴
胃下垂、胃缺乏張力
身體暖和之後，
迅速沖淋 18℃
的冷水。
如果是淋浴，
先以 43℃的水
沖 3 分鐘，
再以 22℃的水
沖 3 秒，反覆
做 5 次。

運動時能將葡萄糖做為卡洛里來消耗，有助提高心肺機能，但不必做慢跑等激烈的運動，只要一天合計快步走三十分鐘，達到喘氣、稍微出汗的程度，使脈搏一分鐘跳一二〇～一三〇下為基準即可。每週做二次以上。

胃腸病可視症狀改變沐浴方法

長時間持續反覆出現胃悶、沒有食慾、上腹部脹、隱隱作痛、打嗝、想吐等症狀的慢性胃炎，不僅讓人不舒服，甚至痛苦，而且依當時的狀態，可能引起胃下垂、胃缺乏張力、胃酸過多症、無酸症、胃擴張、神經性胃炎等。

這些胃腸病必須視症狀改變沐浴法。

若要防止胃酸過多或潰瘍的腹痛，建議泡四十二～四十三度的高溫浴。因為高溫浴可抑制胃液的分泌，減少胃酸，使胃腸的蠕動變弱。

但若是胃下垂或胃缺乏張力時，就要採用溫冷交替浴。這是在身體充分暖和之後，迅速在腹部淋沖冷水（十八度左右），如此一來，胃腸的蠕動會變活潑，促進酸的分泌。每隔二～三秒用冷水反覆淋沖腹部五次，等於是做腹肌運動，也可鍛鍊胃腸。

現在愈來愈多人罹患所謂的結腸過敏症，這是都會人最常見的機能性下痢，多半是下痢與便秘交互出現。

此時，儘量泡不到四十二度的溫水久一點，然後將適用胃下垂的溫冷交替浴改為腹部，手或腳也有效。

「溫冷交替浴」可改善低血壓、虛冷症

一般而言，有虛冷症的人，血液的循環多半不太活潑，低血壓的人亦同，血管內的壓力低，表示血液的流動力量弱。所以，虛冷症的人大多也有低血壓。

在這種情形下，先泡四十三度的熱水三分鐘左右，身體感到暖和後走出浴缸，在手或腳沖淋十八～二十度左右的冷水十秒鐘，再進去泡，反覆這種溫、冷五次。

這種溫冷交替浴，能增強心臟送出血液的力量，可期待改善低血壓的效果

。如果不習慣立刻淋十八～二十度的冷水，可在一開始淋三十度左右的水溫，然後再逐漸降低水溫。

如果想慢慢泡澡，可做三十八度水溫的半身浴二十～三十分鐘，身體便會漸漸暖和起來。低血壓的人從浴缸起身時容易目眩，可在起身前先把雙手泡在冷水中十秒鐘，再站起時就沒問題了。

洗完澡後沖冷水來鍛鍊身體，只會為心臟加上負擔

過去在公共澡堂經常看到男性在洗完之後，將頭澆冷水的情景。澆冷水的理由是為使身體表面的溫度急遽下降、皮膚緊縮，把熱留在體內，在擦乾身體、穿上衣服之後，在寒冷的冬季走夜路回家時，身體才不會因降溫而受涼。

過去因住家的暖氣設備不足，所以才想出這種禦寒的方法吧！但也有些人是為了鍛鍊身體而這麼做，讓心臟習慣這種急遽的溫差。

但這是錯誤的想法，這種方式絕不是鍛鍊，和以運動來鍛鍊心臟，在根本

溫泉沐浴法⑩

強力溫泉水沖打的效果

溫泉水光是所含的成分有益健康，但為了更提高效果，研究出各種不同的洗法。有些溫泉設施搭配各種沐浴法，其效果遠超過單純泡溫泉。

舉例來說，日本自古有所謂的「沖打湯」，這是被如同瀑布般流下的熱水沖打身體，藉此鬆弛肌肉的方法。如此，不僅加上強力的水壓，空氣中也會飄盪有益健康的成分，使效果倍增。

將這種方法加以改良而成的就是現代式的「壓注浴」。由於溫度可調節、出水量也能控制，故效果更佳，和沖打湯一樣有促進血液循環的效果。

將壓注浴再進一步改良的是「交替壓注」。由於是交互沖熱水與冷水，不僅可改善血液的流動，也可提高肌力，更有滋養強壯的效果。熱水與冷水的溫差愈大，效果也愈高。

上就不同，只會為心臟加上負擔，年輕時或許不要緊，但隨著年紀增長，負擔也會愈來愈大。

況且現在暖氣設備相當完善，只要擦乾身體、吹乾頭髮，走出浴室也不必擔心會受涼，因此，奉勸各位不要如法泡製。

常說的「罨冷法」可做為防止早洩對策

自古以來常說，沐浴時，在男性的股間交互沖冷熱水，如此在作愛時更能持久，亦即可做為防止早洩對策。

這是合理的說法。所謂早洩，是皮膚過於敏感，以致對性刺激反應過度所致，因此，只要讓這種感覺變得稍微遲鈍即可。

以溫水與冷水交互刺激，在習慣物理性刺激之後，感覺便不會那麼靈敏，所以可充分期待效果，只不過必須持續一段時間做下去。

但如果是主要起因於精神性的陽痿，這種就無法期待效果，必須找專科醫師治療。

以半身浴刺激腦部可防止痴呆

老人性痴呆症或阿爾滋海默性痴呆症的發生原因為何？詳細的機制迄今尚未解明。但一般來說，只要在精神、肉體上給予適度的壓力，應能防止痴呆。在此所指的壓力是指正常的緊張而非負面的。

因此，儘管年事已高，只要每天有事做，或是有旺盛的求知慾望、勇於做各種新的嘗試，這樣要痴呆也難。

我們的腦細胞每天雖會死滅相當的數目，但其容量是一輩子也用不完的，因此絕不會有過度使用的情形發生，毋寧是愈用愈靈光。

而沐浴時間是最好的放鬆時間，不妨一面放鬆身心、一面訓練想像力，尤其是做半身浴時，時間更加充裕，可嘗試各種頭腦的運動。

譬如聽錄音帶學習英語會話，或是看書、看賽馬報紙分析明天的賽程等等，這種作法能使每天的沐浴時間過得更加充實。

(3) 「意外傷害」的即效沐浴法

肩痠或五十肩可邊泡澡邊淋浴

人體的肌肉具備所謂代謝的重要機能，它有吸收養分或氧氣，排除廢物或疲勞物質的作用。當這種機能進行順利時，不會發生任何問題，但有時會因某種原因無法順利進行。

譬如坐在辦公桌前長時間操作文書處理機時，就會引起肩痛，這是肩部肌肉累積血液，使代謝變差而成「僵硬」的狀態。

此時，以沐浴使身體充分暖和之後，再來活動頸或肩，就會輕鬆許多。以下簡單介紹這種運動方法：

〔頸〕……閉上眼睛，頸部向前後傾各四次，其次向左右傾各四次，然後把頭部向左右旋轉各四次。

〔肩〕……做肩部的上下、旋轉運動各五次，儘量在沖淋肩部時做，效果

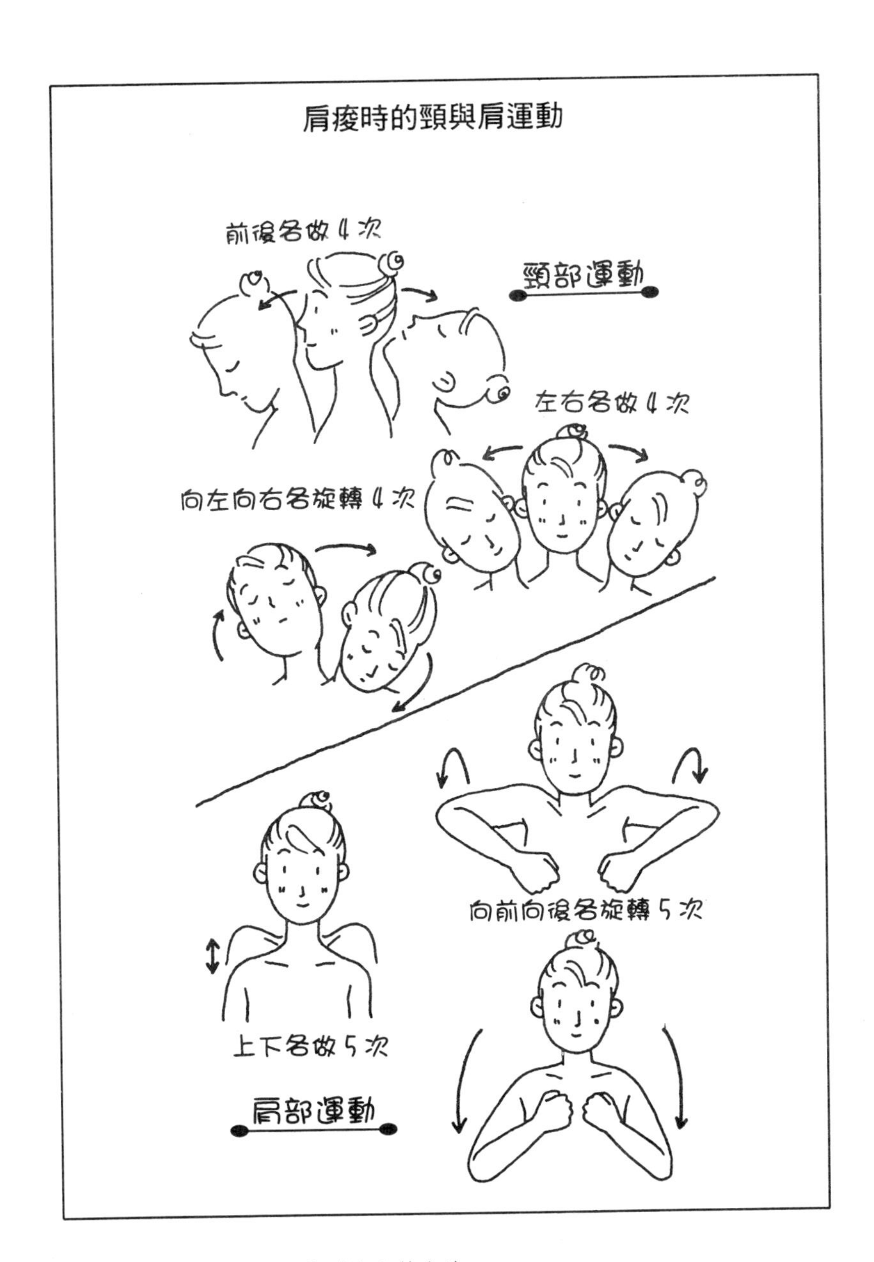
肩痠時的頸與肩運動
前後各做4次
頸部運動
左右各做4次
向左向右各旋轉4次
向前向後各旋轉5次
上下各做5次
肩部運動

更佳。

此時使用四十二度的水溫，以淋浴方式左右交互沖肩部，合計十分鐘左右；如果蓮蓬頭可以調整，就調成一條水柱，從上方沖肩部，如同溫泉的「沖打湯」一樣，這種按摩能更提高效果。

浴缸的水溫大概四十度，因為如果太燙，運動時會滿身大汗，就無法慢慢做肩或頸的運動。如果是四十肩、五十肩的情形，可泡到及胸水位，單手左右交互把水淋到肩部十次。這種肩部運動因在熱水中做，故不會感到疼痛。

如因四十肩或五十肩，怕痛而不想活動肩部時，肩部的肌肉會慢慢萎縮，因此，一定要在每天沐浴時活動，浴後若能再做前頁插圖的體操，效果更佳。

此外，也有因落枕造成頸或肩的疼痛。此時，只要稍微提高水溫即可，不要活動得太厲害，否則會更痛。

眼睛疲勞可用毛巾溫敷或冷敷

現代人使用眼睛的機會比過去多得多，最明顯的例子是電視、個人電腦、

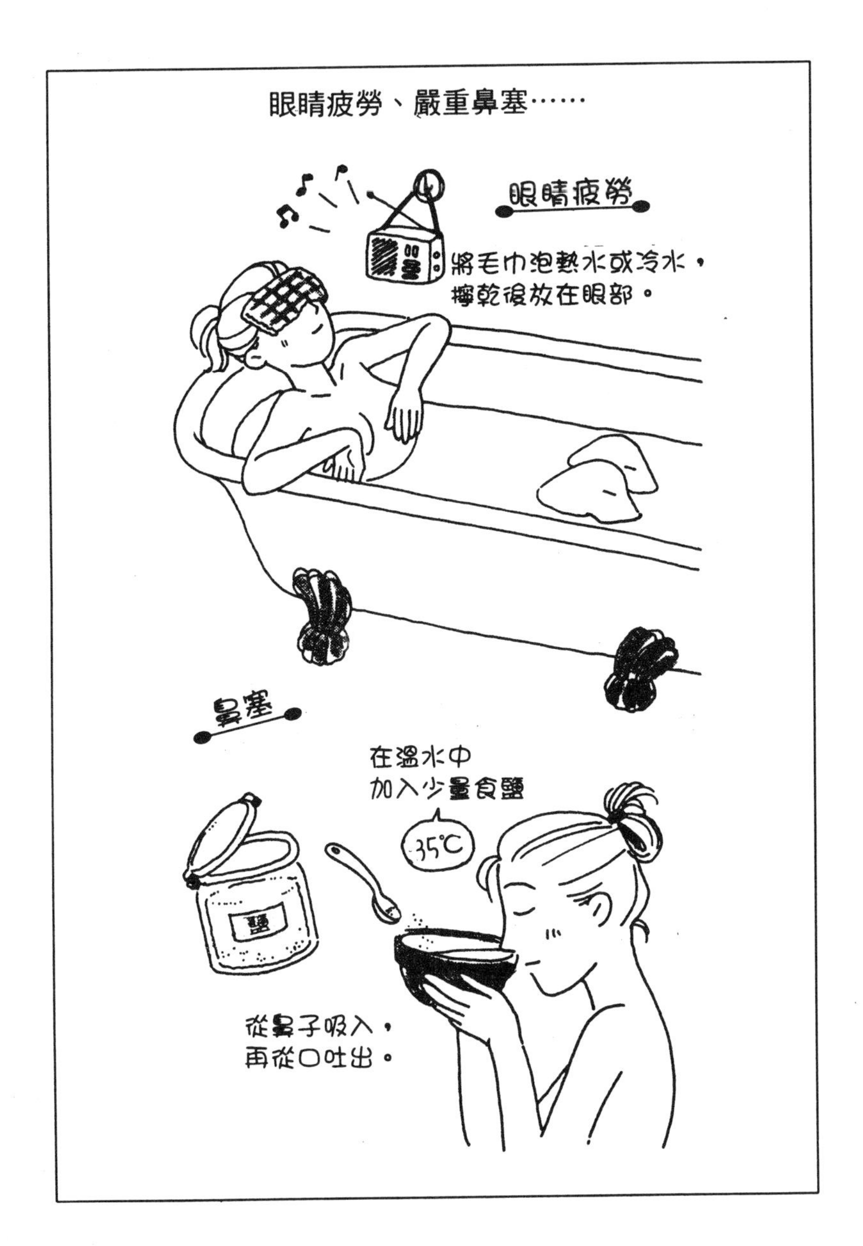
眼睛疲勞、嚴重鼻塞……
眼睛疲勞
將毛巾泡熱水或冷水，
擰乾後放在眼部。
鼻塞
在溫水中
加入少量食鹽
35℃
鹽
從鼻子吸入，
再從口吐出。

文書處理機；這些都是發光體，故也為眼睛帶來不小的負擔。由現在幼童戴眼鏡愈來愈多即可見一斑。

如果再不想出因應對策，這種狀況會更加嚴重。不久即將迎接全面性多媒體時代，所以每天從早到晚盯著發光體畫面工作的人，也將愈來愈多。

過度用眼的結果，不僅會降低視力，眼睛疲勞的人也不在少數。近視之後，如果戴不合度數的眼鏡，或是有散光卻不戴眼鏡，也會引起眼睛疲勞。

如果是做半身浴，可把毛巾泡熱水或冷水，擰乾後放在眼部；總之，溫敷或冷敷均可，做到感覺舒服即可，這種方法有一定的效果；只不過沐浴後儘量不要看電視，不使用眼睛、早點上床睡覺。

鼻塞嚴重時的有效方法

神經質的人通常也愛乾淨，沐浴時更是仔細清洗身體的每一個部位，有些人會同時刷牙，也有人從鼻子吸水，再從口吐出來通鼻。

從未做過的人可能會不敢嘗試，但如果鼻塞嚴重時，這種方法最有效。在碗裏裝熱水或冷水，加上少量食鹽，水溫以三十五度為宜，如此才不會感到太痛，各位不妨試試，但不敢也不要勉強。如果是鼻竇炎，這樣並不能治好。

此外，在做半身浴時，也可刷牙或按摩牙齦。

交互泡冷熱水，網球肘或凍傷可立即見效

在方便的運動項目中，網球依然頗受青睞，但因太勤於練習，導致手肘疼痛的所謂網球肘的人也愈來愈多。

在電視上觀看一流選手比賽時，常出現用力揮拍從上向下殺球的姿勢，這種動作會為手肘帶來不小的負擔。

職業選手因經過訓練，不會有任何影響，但如果是才剛開始學的門外漢一直模仿這種動作，總有一天會使手肘受傷。

網球肘初期的疼痛是發炎所致，因此要用冷敷，而且避免沐浴，冷敷三天左右不痛時再沐浴。

作法是把手肘浸泡在四十三度水溫的洗臉盆三分鐘，然後再換泡冷水十秒

，反覆做五次；也可使用蓮蓬頭來沖，或許會有意外的效果。

完全相同的作法也可改善凍傷的症狀，不過在加溫患部之後，就要敷藥。

宿醉時淋熱水浴要比泡熱水澡好

在相聲中有一段很有意思的詞兒「宿醉的人想去沒有酒的國家，可是去到第三天還是忍不住回來了」，沒有經驗過宿醉痛苦的人不會了解，但既然如此痛苦，就不要喝醉，只不過說起來簡單，飲酒過量的壞習慣還是很難輕易戒掉的。

消除宿醉的方法很多，有人說「泡熱水澡流汗，可使酒精蒸發」，但這是錯誤的方法，因為血液中的酒精濃度不會因沐浴而下降。

但如果是短時間泡泡熱水或是淋浴、洗洗頭，精神會好一點，因此，有人誤以為是酒精消失，其實不然，純粹是情緒上的問題。

不如在宿醉時多喝水，使酒精能快一點隨小便一起排出體外，然後再沖熱水澡。

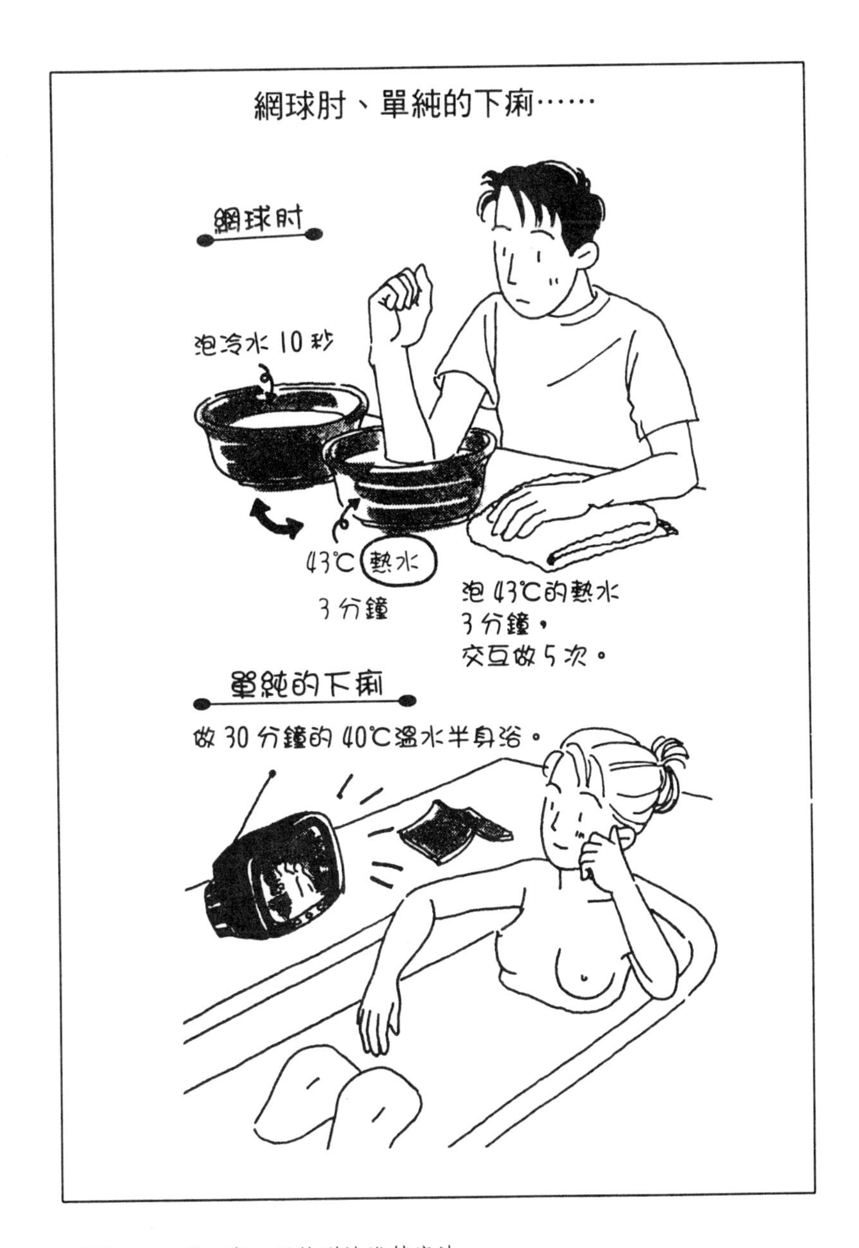
網球肘、單純的下痢……
網球肘
泡冷水 10 秒
43℃ 熱水
3 分鐘
泡 43℃的熱水
3 分鐘，
交互做 5 次。
單純的下痢
做 30 分鐘的 40℃溫水半身浴。

單純的下痢可做三十分鐘的溫水半身浴

所謂下痢，並非指排便次數多，而是糞便的水分量多，而且下痢的原因也不止一種。

在慢性下痢中，最常見的是慢性腸炎，但最近都會人多半是機能性下痢，也有便秘與下痢交互引起的結腸過敏症。此外，動過胃部手術的人，或是缺乏維他命，也會引起下痢。

一般而言，在大腸的入口部分，內容物都呈下痢狀態，只是在通過結腸中，水分逐漸被吸收而成固體。因此，當糞便迅速通過結腸時，糞便的水分量會增多。如因小腸的機能不良，使內容物通過變快，或小腸粘膜的分泌增加，使整個腸內的水分量增加，讓結腸來不及吸收水分時，就會變成下痢。

並非因食物中毒等病原菌所引起的，而是單純的下痢時，可泡四十度水溫的半身浴久一點，最重要的是使腹部暖和起來。

此外，不分泌胃酸的無酸症也會引起下痢，也有因癌症引起的情形，因此，不要以為只是普通的下痢而置之不理，一定要接受腸的檢查。

大展出版社有限公司　圖書目錄

地址：台北市北投區(石牌)
致遠一路二段 12 巷 1 號
郵撥：0166955～1
電話：(02)28236031
28236033
傳真：(02)28272069

・法律專欄連載・電腦編號 58

台大法學院　法律學系／策劃
法律服務社／編著

1. 別讓您的權利睡著了 1　200 元
2. 別讓您的權利睡著了 2　200 元

・秘傳占卜系列・電腦編號 14

1.	手相術	淺野八郎著	180 元
2.	人相術	淺野八郎著	180 元
3.	西洋占星術	淺野八郎著	180 元
4.	中國神奇占卜	淺野八郎著	150 元
5.	夢判斷	淺野八郎著	150 元
6.	前世、來世占卜	淺野八郎著	150 元
7.	法國式血型學	淺野八郎著	150 元
8.	靈感、符咒學	淺野八郎著	150 元
9.	紙牌占卜學	淺野八郎著	150 元
10.	ESP 超能力占卜	淺野八郎著	150 元
11.	猶太數的秘術	淺野八郎著	150 元
12.	新心理測驗	淺野八郎著	160 元
13.	塔羅牌預言秘法	淺野八郎著	200 元

・趣味心理講座・電腦編號 15

1.	性格測驗① 探索男與女	淺野八郎著	140 元
2.	性格測驗② 透視人心奧秘	淺野八郎著	140 元
3.	性格測驗③ 發現陌生的自己	淺野八郎著	140 元
4.	性格測驗④ 發現你的真面目	淺野八郎著	140 元
5.	性格測驗⑤ 讓你們吃驚	淺野八郎著	140 元
6.	性格測驗⑥ 洞穿心理盲點	淺野八郎著	140 元
7.	性格測驗⑦ 探索對方心理	淺野八郎著	140 元
8.	性格測驗⑧ 由吃認識自己	淺野八郎著	160 元
9.	性格測驗⑨ 戀愛知多少	淺野八郎著	160 元
10.	性格測驗⑩ 由裝扮瞭解人心	淺野八郎著	160 元

11. 性格測驗⑪ 敲開內心玄機　淺野八郎著　140元
12. 性格測驗⑫ 透視你的未來　淺野八郎著　160元
13. 血型與你的一生　淺野八郎著　160元
14. 趣味推理遊戲　淺野八郎著　160元
15. 行為語言解析　淺野八郎著　160元

・婦 幼 天 地・電腦編號 16

1. 八萬人減肥成果　黃靜香譯　180元
2. 三分鐘減肥體操　楊鴻儒譯　150元
3. 窈窕淑女美髮秘訣　柯素娥譯　130元
4. 使妳更迷人　成　玉譯　130元
5. 女性的更年期　官舒妍編譯　160元
6. 胎內育兒法　李玉瓊編譯　150元
7. 早產兒袋鼠式護理　唐岱蘭譯　200元
8. 初次懷孕與生產　婦幼天地編譯組　180元
9. 初次育兒12個月　婦幼天地編譯組　180元
10. 斷乳食與幼兒食　婦幼天地編譯組　180元
11. 培養幼兒能力與性向　婦幼天地編譯組　180元
12. 培養幼兒創造力的玩具與遊戲　婦幼天地編譯組　180元
13. 幼兒的症狀與疾病　婦幼天地編譯組　180元
14. 腿部苗條健美法　婦幼天地編譯組　180元
15. 女性腰痛別忽視　婦幼天地編譯組　150元
16. 舒展身心體操術　李玉瓊編譯　130元
17. 三分鐘臉部體操　趙薇妮著　160元
18. 生動的笑容表情術　趙薇妮著　160元
19. 心曠神怡減肥法　川津祐介著　130元
20. 內衣使妳更美麗　陳玄茹譯　130元
21. 瑜伽美姿美容　黃靜香編著　180元
22. 高雅女性裝扮學　陳珮玲譯　180元
23. 蠶糞肌膚美顏法　坂梨秀子著　160元
24. 認識妳的身體　李玉瓊譯　160元
25. 產後恢復苗條體態　居理安・芙萊喬著　200元
26. 正確護髮美容法　山崎伊久江著　180元
27. 安琪拉美姿養生學　安琪拉蘭斯博瑞著　180元
28. 女體性醫學剖析　增田豐著　220元
29. 懷孕與生產剖析　岡部綾子著　180元
30. 斷奶後的健康育兒　東城百合子著　220元
31. 引出孩子幹勁的責罵藝術　多湖輝著　170元
32. 培養孩子獨立的藝術　多湖輝著　170元
33. 子宮肌瘤與卵巢囊腫　陳秀琳編著　180元
34. 下半身減肥法　納他夏・史達賓著　180元
35. 女性自然美容法　吳雅菁編著　180元
36. 再也不發胖　池園悅太郎著　170元

37. 生男生女控制術	中垣勝裕著	220元
38. 使妳的肌膚更亮麗	楊　皓編著	170元
39. 臉部輪廓變美	芝崎義夫著	180元
40. 斑點、皺紋自己治療	高須克彌著	180元
41. 面皰自己治療	伊藤雄康著	180元
42. 隨心所欲瘦身冥想法	原久子著	180元
43. 胎兒革命	鈴木丈織著	180元
44. NS磁氣平衡法塑造窈窕奇蹟	古屋和江著	180元
45. 享瘦從腳開始	山田陽子著	180元
46. 小改變瘦4公斤	宮本裕子著	180元
47. 軟管減肥瘦身	高橋輝男著	180元
48. 海藻精神秘美容法	劉名揚編著	180元
49. 肌膚保養與脫毛	鈴木真理著	180元
50. 10天減肥3公斤	彤雲編輯組	180元
51. 穿出自己的品味	西村玲子著	280元
52. 小孩髮型設計	李芳黛譯	250元

·青春天地· 電腦編號17

1. A血型與星座	柯素娥編譯	160元
2. B血型與星座	柯素娥編譯	160元
3. O血型與星座	柯素娥編譯	160元
4. AB血型與星座	柯素娥編譯	120元
5. 青春期性教室	呂貴嵐編譯	130元
7. 難解數學破題	宋釗宜編譯	130元
9. 小論文寫作秘訣	林顯茂編譯	120元
11. 中學生野外遊戲	熊谷康編著	120元
12. 恐怖極短篇	柯素娥編譯	130元
13. 恐怖夜話	小毛驢編譯	130元
14. 恐怖幽默短篇	小毛驢編譯	120元
15. 黑色幽默短篇	小毛驢編譯	120元
16. 靈異怪談	小毛驢編譯	130元
17. 錯覺遊戲	小毛驢編著	130元
18. 整人遊戲	小毛驢編著	150元
19. 有趣的超常識	柯素娥編譯	130元
20. 哦！原來如此	林慶旺編譯	130元
21. 趣味競賽100種	劉名揚編譯	120元
22. 數學謎題入門	宋釗宜編譯	150元
23. 數學謎題解析	宋釗宜編譯	150元
24. 透視男女心理	林慶旺編譯	120元
25. 少女情懷的自白	李桂蘭編譯	120元
26. 由兄弟姊妹看命運	李玉瓊編譯	130元
27. 趣味的科學魔術	林慶旺編譯	150元
28. 趣味的心理實驗室	李燕玲編譯	150元

29. 愛與性心理測驗	小毛驢編譯	130 元
30. 刑案推理解謎	小毛驢編譯	180 元
31. 偵探常識推理	小毛驢編譯	180 元
32. 偵探常識解謎	小毛驢編譯	130 元
33. 偵探推理遊戲	小毛驢編譯	130 元
34. 趣味的超魔術	廖玉山編著	150 元
35. 趣味的珍奇發明	柯素娥編著	150 元
36. 登山用具與技巧	陳瑞菊編著	150 元
37. 性的漫談	蘇燕謀編著	180 元
38. 無的漫談	蘇燕謀編著	180 元
39. 黑色漫談	蘇燕謀編著	180 元
40. 白色漫談	蘇燕謀編著	180 元

・健 康 天 地・電腦編號 18

1. 壓力的預防與治療	柯素娥編譯	130 元
2. 超科學氣的魔力	柯素娥編譯	130 元
3. 尿療法治病的神奇	中尾良一著	130 元
4. 鐵證如山的尿療法奇蹟	廖玉山譯	120 元
5. 一日斷食健康法	葉慈容編譯	150 元
6. 胃部強健法	陳炳崑譯	120 元
7. 癌症早期檢查法	廖松濤譯	160 元
8. 老人痴呆症防止法	柯素娥編譯	130 元
9. 松葉汁健康飲料	陳麗芬編譯	130 元
10. 揉肚臍健康法	永井秋夫著	150 元
11. 過勞死、猝死的預防	卓秀貞編譯	130 元
12. 高血壓治療與飲食	藤山順豐著	180 元
13. 老人看護指南	柯素娥編譯	150 元
14. 美容外科淺談	楊啟宏著	150 元
15. 美容外科新境界	楊啟宏著	150 元
16. 鹽是天然的醫生	西英司郎著	140 元
17. 年輕十歲不是夢	梁瑞麟譯	200 元
18. 茶料理治百病	桑野和民著	180 元
19. 綠茶治病寶典	桑野和民著	150 元
20. 杜仲茶養顏減肥法	西田博著	150 元
21. 蜂膠驚人療效	瀨長良三郎著	180 元
22. 蜂膠治百病	瀨長良三郎著	180 元
23. 醫藥與生活㈠	鄭炳全著	180 元
24. 鈣長生寶典	落合敏著	180 元
25. 大蒜長生寶典	木下繁太郎著	160 元
26. 居家自我健康檢查	石川恭三著	160 元
27. 永恆的健康人生	李秀鈴譯	200 元
28. 大豆卵磷脂長生寶典	劉雪卿譯	150 元
29. 芳香療法	梁艾琳譯	160 元

30. 醋長生寶典　柯素娥譯　180元
31. 從星座透視健康　席拉・吉蒂斯著　180元
32. 愉悅自在保健學　野本二士夫著　160元
33. 裸睡健康法　丸山淳士等著　160元
34. 糖尿病預防與治療　藤田順豐著　180元
35. 維他命長生寶典　菅原明子著　180元
36. 維他命C新效果　鐘文訓編　150元
37. 手、腳病理按摩　堤芳朗著　160元
38. AIDS瞭解與預防　彼得塔歇爾著　180元
39. 甲殼質殼聚糖健康法　沈永嘉譯　160元
40. 神經痛預防與治療　木下真男著　160元
41. 室內身體鍛鍊法　陳炳崑編著　160元
42. 吃出健康藥膳　劉大器編著　180元
43. 自我指壓術　蘇燕謀編著　160元
44. 紅蘿蔔汁斷食療法　李玉瓊編著　150元
45. 洗心術健康秘法　竺翠萍編譯　170元
46. 枇杷葉健康療法　柯素娥編譯　180元
47. 抗衰血癒　楊啟宏著　180元
48. 與癌搏鬥記　逸見政孝著　180元
49. 冬蟲夏草長生寶典　高橋義博著　170元
50. 痔瘡・大腸疾病先端療法　宮島伸宜著　180元
51. 膠布治癒頑固慢性病　加瀨建造著　180元
52. 芝麻神奇健康法　小林貞作著　170元
53. 香煙能防止癡呆？　高田明和著　180元
54. 穀菜食治癌療法　佐藤成志著　180元
55. 貼藥健康法　松原英多著　180元
56. 克服癌症調和道呼吸法　帶津良一著　180元
57. B型肝炎預防與治療　野村喜重郎著　180元
58. 青春永駐養生導引術　早島正雄著　180元
59. 改變呼吸法創造健康　原久子著　180元
60. 荷爾蒙平衡養生秘訣　出村博著　180元
61. 水美肌健康法　井戶勝富著　170元
62. 認識食物掌握健康　廖梅珠編著　170元
63. 痛風劇痛消除法　鈴木吉彥著　180元
64. 酸莖菌驚人療效　上田明彥著　180元
65. 大豆卵磷脂治現代病　神津健一著　200元
66. 時辰療法—危險時刻凌晨4時　呂建強等著　180元
67. 自然治癒力提升法　帶津良一著　180元
68. 巧妙的氣保健法　藤平墨子著　180元
69. 治癒C型肝炎　熊田博光著　180元
70. 肝臟病預防與治療　劉名揚編著　180元
71. 腰痛平衡療法　荒井政信著　180元
72. 根治多汗症、狐臭　稻葉益巳著　220元
73. 40歲以後的骨質疏鬆症　沈永嘉譯　180元

74. 認識中藥	松下一成著	180 元
75. 認識氣的科學	佐佐木茂美著	180 元
76. 我戰勝了癌症	安田伸著	180 元
77. 斑點是身心的危險信號	中野進著	180 元
78. 艾波拉病毒大震撼	玉川重德著	180 元
79. 重新還我黑髮	桑名隆一郎著	180 元
80. 身體節律與健康	林博史著	180 元
81. 生薑治萬病	石原結實著	180 元
82. 靈芝治百病	陳瑞東著	180 元
83. 木炭驚人的威力	大槻彰著	200 元
84. 認識活性氧	井土貴司著	180 元
85. 深海鮫治百病	廖玉山編著	180 元
86. 神奇的蜂王乳	井上丹治著	180 元
87. 卡拉 OK 健腦法	東潔著	180 元
88. 卡拉 OK 健康法	福田伴男著	180 元
89. 醫藥與生活(二)	鄭炳全著	200 元
90. 洋蔥治百病	宮尾興平著	180 元
91. 年輕 10 歲快步健康法	石塚忠雄著	180 元
92. 石榴的驚人神效	岡本順子著	180 元
93. 飲料健康法	白鳥早奈英著	180 元
94. 健康棒體操	劉名揚編譯	180 元
95. 催眠健康法	蕭京凌編著	180 元
96. 鬱金（美王）治百病	水野修一著	180 元

·實用女性學講座· 電腦編號 19

1. 解讀女性內心世界	島田一男著	150 元
2. 塑造成熟的女性	島田一男著	150 元
3. 女性整體裝扮學	黃靜香編著	180 元
4. 女性應對禮儀	黃靜香編著	180 元
5. 女性婚前必修	小野十傳著	200 元
6. 徹底瞭解女人	田口二州著	180 元
7. 拆穿女性謊言 88 招	島田一男著	200 元
8. 解讀女人心	島田一男著	200 元
9. 俘獲女性絕招	志賀貢著	200 元
10. 愛情的壓力解套	中村理英子著	200 元
11. 妳是人見人愛的女孩	廖松濤編著	200 元

·校園系列· 電腦編號 20

1. 讀書集中術	多湖輝著	180 元
2. 應考的訣竅	多湖輝著	150 元
3. 輕鬆讀書贏得聯考	多湖輝著	150 元

4. 讀書記憶秘訣　多湖輝著　150元
5. 視力恢復！超速讀術　江錦雲譯　180元
6. 讀書36計　黃柏松編著　180元
7. 驚人的速讀術　鐘文訓編著　170元
8. 學生課業輔導良方　多湖輝著　180元
9. 超速讀超記憶法　廖松濤編著　180元
10. 速算解題技巧　宋釗宜編著　200元
11. 看圖學英文　陳炳崑編著　200元
12. 讓孩子最喜歡數學　沈永嘉譯　180元
13. 催眠記憶術　林碧清譯　180元
14. 催眠速讀術　林碧清譯　180元
15. 數學式思考學習法　劉淑錦譯　200元
16. 考試憑要領　劉孝暉著　180元
17. 事半功倍讀書法　王毅希著　200元
18. 超金榜題名術　陳蒼杰譯　200元

・實用心理學講座・電腦編號21

1. 拆穿欺騙伎倆　多湖輝著　140元
2. 創造好構想　多湖輝著　140元
3. 面對面心理術　多湖輝著　160元
4. 偽裝心理術　多湖輝著　140元
5. 透視人性弱點　多湖輝著　140元
6. 自我表現術　多湖輝著　180元
7. 不可思議的人性心理　多湖輝著　180元
8. 催眠術入門　多湖輝著　150元
9. 責罵部屬的藝術　多湖輝著　150元
10. 精神力　多湖輝著　150元
11. 厚黑說服術　多湖輝著　150元
12. 集中力　多湖輝著　150元
13. 構想力　多湖輝著　150元
14. 深層心理術　多湖輝著　160元
15. 深層語言術　多湖輝著　160元
16. 深層說服術　多湖輝著　180元
17. 掌握潛在心理　多湖輝著　160元
18. 洞悉心理陷阱　多湖輝著　180元
19. 解讀金錢心理　多湖輝著　180元
20. 拆穿語言圈套　多湖輝著　180元
21. 語言的內心玄機　多湖輝著　180元
22. 積極力　多湖輝著　180元

・超現實心理講座・電腦編號 22

1. 超意識覺醒法	詹蔚芬編譯	130 元
2. 護摩秘法與人生	劉名揚編譯	130 元
3. 秘法！超級仙術入門	陸明譯	150 元
4. 給地球人的訊息	柯素娥編著	150 元
5. 密教的神通力	劉名揚編著	130 元
6. 神秘奇妙的世界	平川陽一著	200 元
7. 地球文明的超革命	吳秋嬌譯	200 元
8. 力量石的秘密	吳秋嬌譯	180 元
9. 超能力的靈異世界	馬小莉譯	200 元
10. 逃離地球毀滅的命運	吳秋嬌譯	200 元
11. 宇宙與地球終結之謎	南山宏著	200 元
12. 驚世奇功揭秘	傅起鳳著	200 元
13. 啟發身心潛力心象訓練法	栗田昌裕著	180 元
14. 仙道術遁甲法	高藤聰一郎著	220 元
15. 神通力的秘密	中岡俊哉著	180 元
16. 仙人成仙術	高藤聰一郎著	200 元
17. 仙道符咒氣功法	高藤聰一郎著	220 元
18. 仙道風水術尋龍法	高藤聰一郎著	200 元
19. 仙道奇蹟超幻像	高藤聰一郎著	200 元
20. 仙道鍊金術房中法	高藤聰一郎著	200 元
21. 奇蹟超醫療治癒難病	深野一幸著	220 元
22. 揭開月球的神秘力量	超科學研究會	180 元
23. 西藏密教奧義	高藤聰一郎著	250 元
24. 改變你的夢術入門	高藤聰一郎著	250 元
25. 21 世紀拯救地球超技術	深野一幸著	250 元

・養 生 保 健・電腦編號 23

1. 醫療養生氣功	黃孝寬著	250 元
2. 中國氣功圖譜	余功保著	250 元
3. 少林醫療氣功精粹	井玉蘭著	250 元
4. 龍形實用氣功	吳大才等著	220 元
5. 魚戲增視強身氣功	宮　嬰著	220 元
6. 嚴新氣功	前新培金著	250 元
7. 道家玄牝氣功	張　章著	200 元
8. 仙家秘傳袪病功	李遠國著	160 元
9. 少林十大健身功	秦慶豐著	180 元
10. 中國自控氣功	張明武著	250 元
11. 醫療防癌氣功	黃孝寬著	250 元
12. 醫療強身氣功	黃孝寬著	250 元
13. 醫療點穴氣功	黃孝寬著	250 元

14. 中國八卦如意功	趙維漢著	180 元
15. 正宗馬禮堂養氣功	馬禮堂著	420 元
16. 秘傳道家筋經內丹功	王慶餘著	280 元
17. 三元開慧功	辛桂林著	250 元
18. 防癌治癌新氣功	郭　林著	180 元
19. 禪定與佛家氣功修煉	劉天君著	200 元
20. 顛倒之術	梅自強著	360 元
21. 簡明氣功辭典	吳家駿編	360 元
22. 八卦三合功	張全亮著	230 元
23. 朱砂掌健身養生功	楊永著	250 元
24. 抗老功	陳九鶴著	230 元
25. 意氣按穴排濁自療法	黃啟運編著	250 元
26. 陳式太極拳養生功	陳正雷著	200 元
27. 健身祛病小功法	王培生著	200 元
28. 張式太極混元功	張春銘著	250 元

・社會人智囊・電腦編號 24

1. 糾紛談判術	清水增三著	160 元
2. 創造關鍵術	淺野八郎著	150 元
3. 觀人術	淺野八郎著	180 元
4. 應急詭辯術	廖英迪編著	160 元
5. 天才家學習術	木原武一著	160 元
6. 貓型狗式鑑人術	淺野八郎著	180 元
7. 逆轉運掌握術	淺野八郎著	180 元
8. 人際圓融術	澀谷昌三著	160 元
9. 解讀人心術	淺野八郎著	180 元
10. 與上司水乳交融術	秋元隆司著	180 元
11. 男女心態定律	小田晉著	180 元
12. 幽默說話術	林振輝編著	200 元
13. 人能信賴幾分	淺野八郎著	180 元
14. 我一定能成功	李玉瓊譯	180 元
15. 獻給青年的嘉言	陳蒼杰譯	180 元
16. 知人、知面、知其心	林振輝編著	180 元
17. 塑造堅強的個性	坂上肇著	180 元
18. 為自己而活	佐藤綾子著	180 元
19. 未來十年與愉快生活有約	船井幸雄著	180 元
20. 超級銷售話術	杜秀卿譯	180 元
21. 感性培育術	黃靜香編著	180 元
22. 公司新鮮人的禮儀規範	蔡媛惠譯	180 元
23. 傑出職員鍛鍊術	佐佐木正著	180 元
24. 面談獲勝戰略	李芳黛譯	180 元
25. 金玉良言撼人心	森純大著	180 元
26. 男女幽默趣典	劉華亭編著	180 元

27. 機智說話術	劉華亭編著	180元
28. 心理諮商室	柯素娥譯	180元
29. 如何在公司崢嶸頭角	佐佐木正著	180元
30. 機智應對術	李玉瓊編著	200元
31. 克服低潮良方	坂野雄二著	180元
32. 智慧型說話技巧	沈永嘉編著	180元
33. 記憶力、集中力增進術	廖松濤編著	180元
34. 女職員培育術	林慶旺編著	180元
35. 自我介紹與社交禮儀	柯素娥編著	180元
36. 積極生活創幸福	田中真澄著	180元
37. 妙點子超構想	多湖輝著	180元
38. 說NO的技巧	廖玉山編著	180元
39. 一流說服力	李玉瓊編著	180元
40. 般若心經成功哲學	陳鴻蘭編著	180元
41. 訪問推銷術	黃靜香編著	180元
42. 男性成功秘訣	陳蒼杰編著	180元
43. 笑容、人際智商	宮川澄子著	180元
44. 多湖輝的構想工作室	多湖輝著	200元
45. 名人名語啟示錄	喬家楓著	180元
46. 口才必勝術	黃柏松編著	220元
47. 能言善道的說話術	章智冠編著	180元
48. 改變人心成為贏家	多湖輝著	200元
49. 說服的ＩＱ	沈永嘉譯	200元
50. 提升腦力超速讀術	齊藤英治著	200元
51. 操控對手百戰百勝	多湖輝著	200元

・精 選 系 列・電腦編號25

1. 毛澤東與鄧小平	渡邊利夫等著	280元
2. 中國大崩裂	江戶介雄著	180元
3. 台灣・亞洲奇蹟	上村幸治著	220元
4. 7-ELEVEN高盈收策略	國友隆一著	180元
5. 台灣獨立（新・中國日本戰爭一）	森詠著	200元
6. 迷失中國的末路	江戶雄介著	220元
7. 2000年5月全世界毀滅	紫藤甲子男著	180元
8. 失去鄧小平的中國	小島朋之著	220元
9. 世界史爭議性異人傳	桐生操著	200元
10. 淨化心靈享人生	松濤弘道著	220元
11. 人生心情診斷	賴藤和寬著	220元
12. 中美大決戰	檜山良昭著	220元
13. 黃昏帝國美國	莊雯琳譯	220元
14. 兩岸衝突（新・中國日本戰爭二）	森詠著	220元
15. 封鎖台灣（新・中國日本戰爭三）	森詠著	220元
16. 中國分裂（新・中國日本戰爭四）	森詠著	220元

17. 由女變男的我　虎井正衛著　200 元
18. 佛學的安心立命　松濤弘道著　220 元
19. 世界喪禮大觀　松濤弘道著　280 元
20. 中國內戰（新・中國日本戰爭五）　森詠著　220 元
21. 台灣內亂（新・中國日本戰爭六）　森詠著　220 元
22. 琉球戰爭①（新・中國日本戰爭七）　森詠著　220 元
23. 琉球戰爭②（新・中國日本戰爭八）　森詠著　220 元

・運動遊戲・電腦編號 26

1. 雙人運動　李玉瓊譯　160 元
2. 愉快的跳繩運動　廖玉山譯　180 元
3. 運動會項目精選　王佑京譯　150 元
4. 肋木運動　廖玉山譯　150 元
5. 測力運動　王佑宗譯　150 元
6. 游泳入門　唐桂萍編著　200 元

・休閒娛樂・電腦編號 27

1. 海水魚飼養法　田中智浩著　300 元
2. 金魚飼養法　曾雪玫譯　250 元
3. 熱門海水魚　毛利匡明著　480 元
4. 愛犬的教養與訓練　池田好雄著　250 元
5. 狗教養與疾病　杉浦哲著　220 元
6. 小動物養育技巧　三上昇著　300 元
7. 水草選擇、培育、消遣　安齊裕司著　300 元
8. 四季釣魚法　釣朋會著　200 元
9. 簡易釣魚入門　張果馨譯　200 元
10. 防波堤釣入門　張果馨譯　220 元
20. 園藝植物管理　船越亮二著　220 元
40. 撲克牌遊戲與贏牌秘訣　林振輝編著　180 元
41. 撲克牌魔術、算命、遊戲　林振輝編著　180 元
42. 撲克占卜入門　王家成編著　180 元
50. 兩性幽默　幽默選集編輯組　180 元
51. 異色幽默　幽默選集編輯組　180 元

・銀髮族智慧學・電腦編號 28

1. 銀髮六十樂逍遙　多湖輝著　170 元
2. 人生六十反年輕　多湖輝著　170 元
3. 六十歲的決斷　多湖輝著　170 元
4. 銀髮族健身指南　孫瑞台編著　250 元
5. 退休後的夫妻健康生活　施聖茹譯　200 元

國家圖書館出版品預行編目資料

沐浴健康法／植田理彥著；楊鴻儒譯
－初版－臺北市，大展，民 88
面；21 公分－（家庭醫學保健；56）
譯自：入浴健康法
ISBN 957-557-955-0（平裝）
1. 沐浴　2. 生理療法　3. 健康法
411.14　88012633

原 書 名：入浴健康法
原著作者：植田理彥　©Michihiko Ueda 1996
原出版者：株式会社　ごま書房
版權仲介：宏儒企業有限公司

沐浴健康法

ISBN 957-557-955-0

原著者／植田理彥
編譯者／楊　鴻　儒
發行人／蔡　森　明
出版者／大展出版社有限公司
社　址／台北市北投區（石牌）致遠一路 2 段 12 巷 1 號
電　話／(02) 28236031・28236033
傳　真／(02) 28272069
郵政劃撥／01669551
登記證／局版臺業字第 2171 號
承印者／國順圖書印刷公司
裝　訂／嶸興裝訂有限公司
排版者／千兵企業有限公司
電　話／(02) 28812643
初版 1 刷／1999 年（民 88 年）11 月

定　價／200 元

大展好書 好書大展

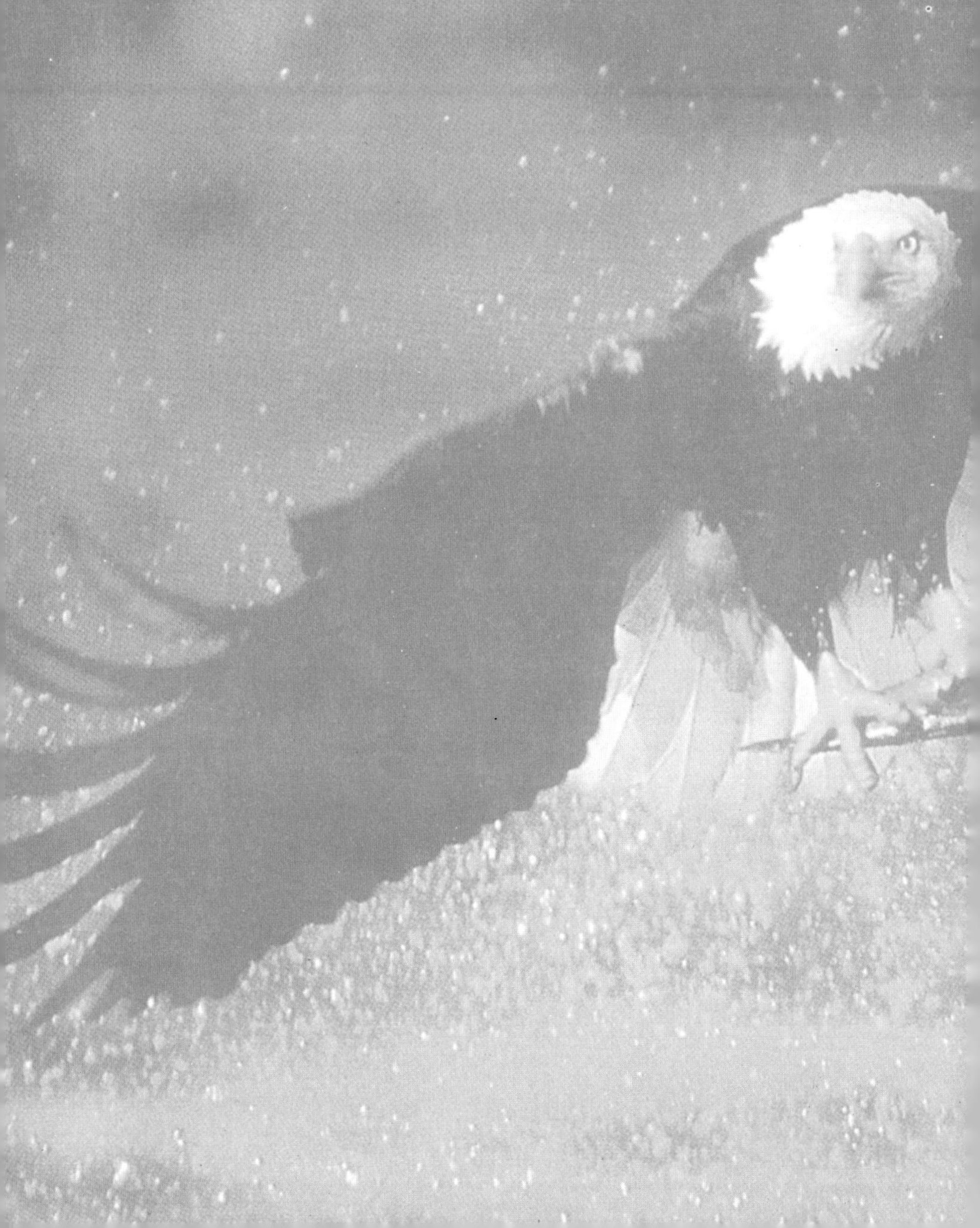